U0121648

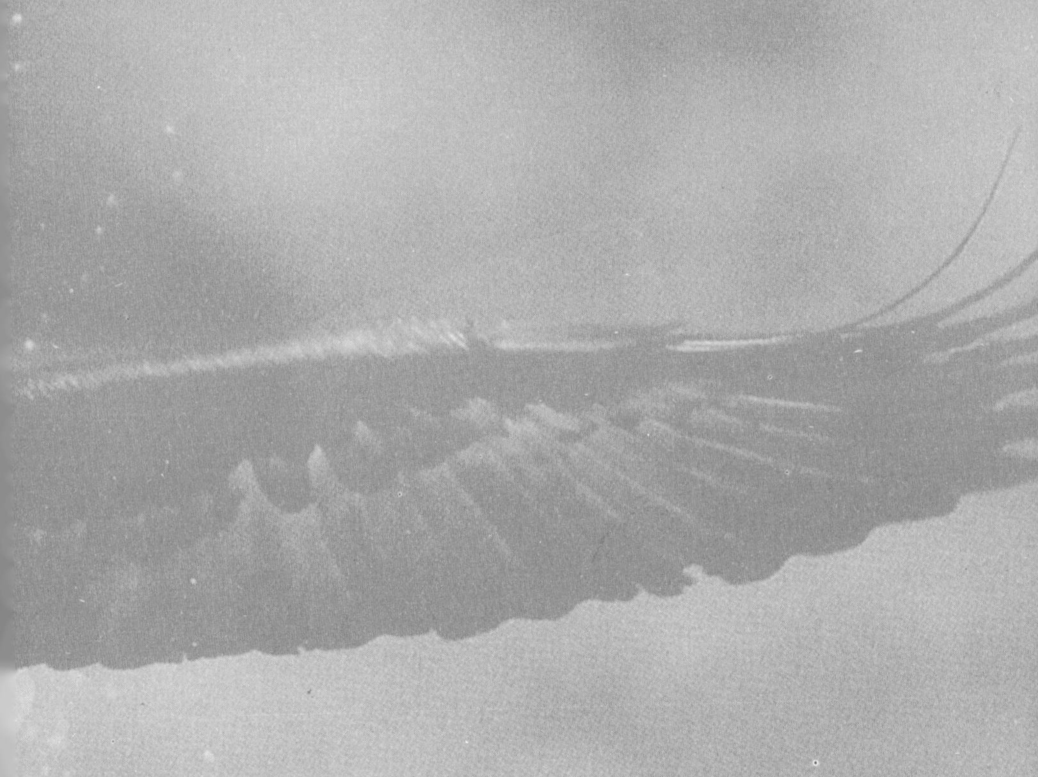

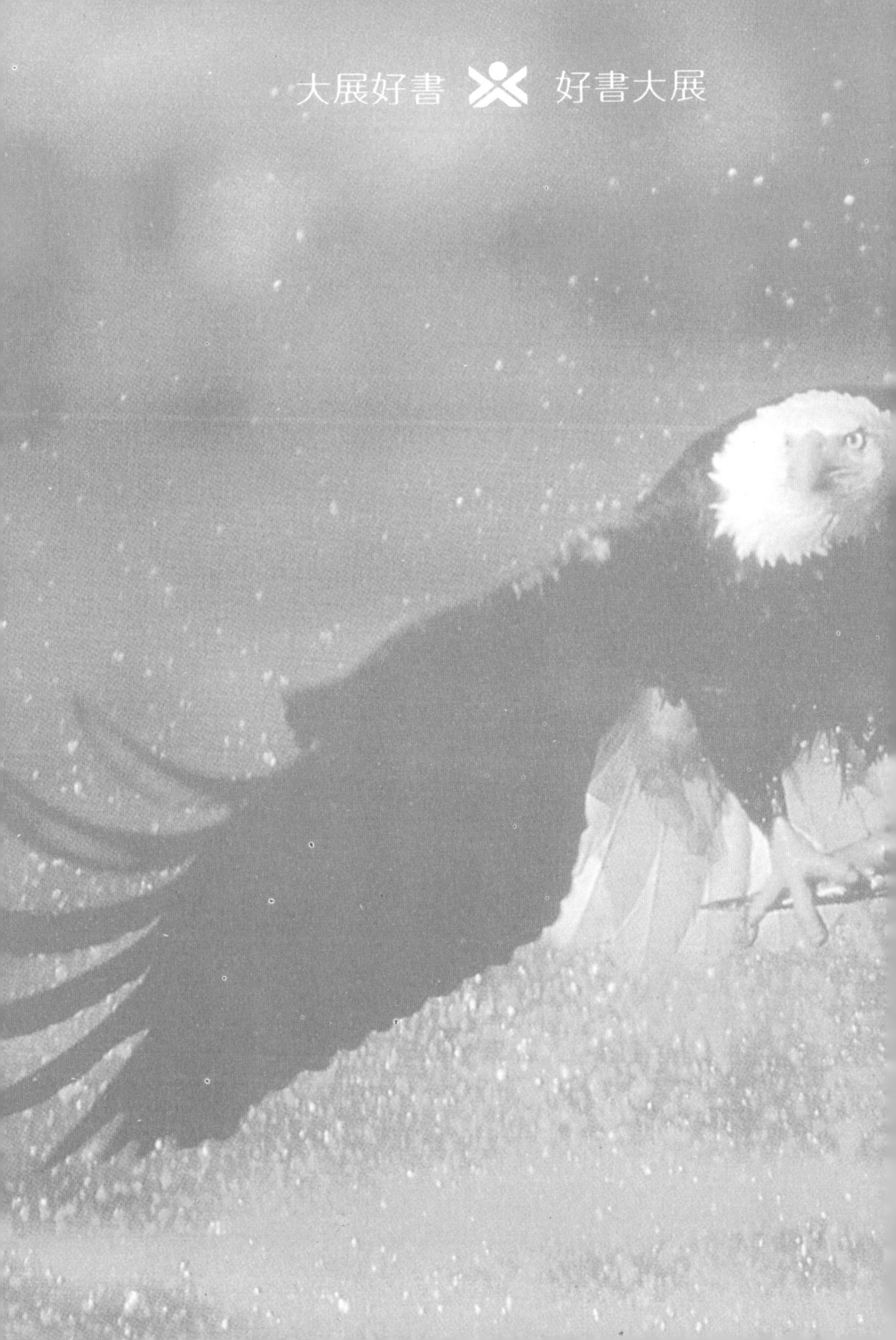
大展好書 好書大展

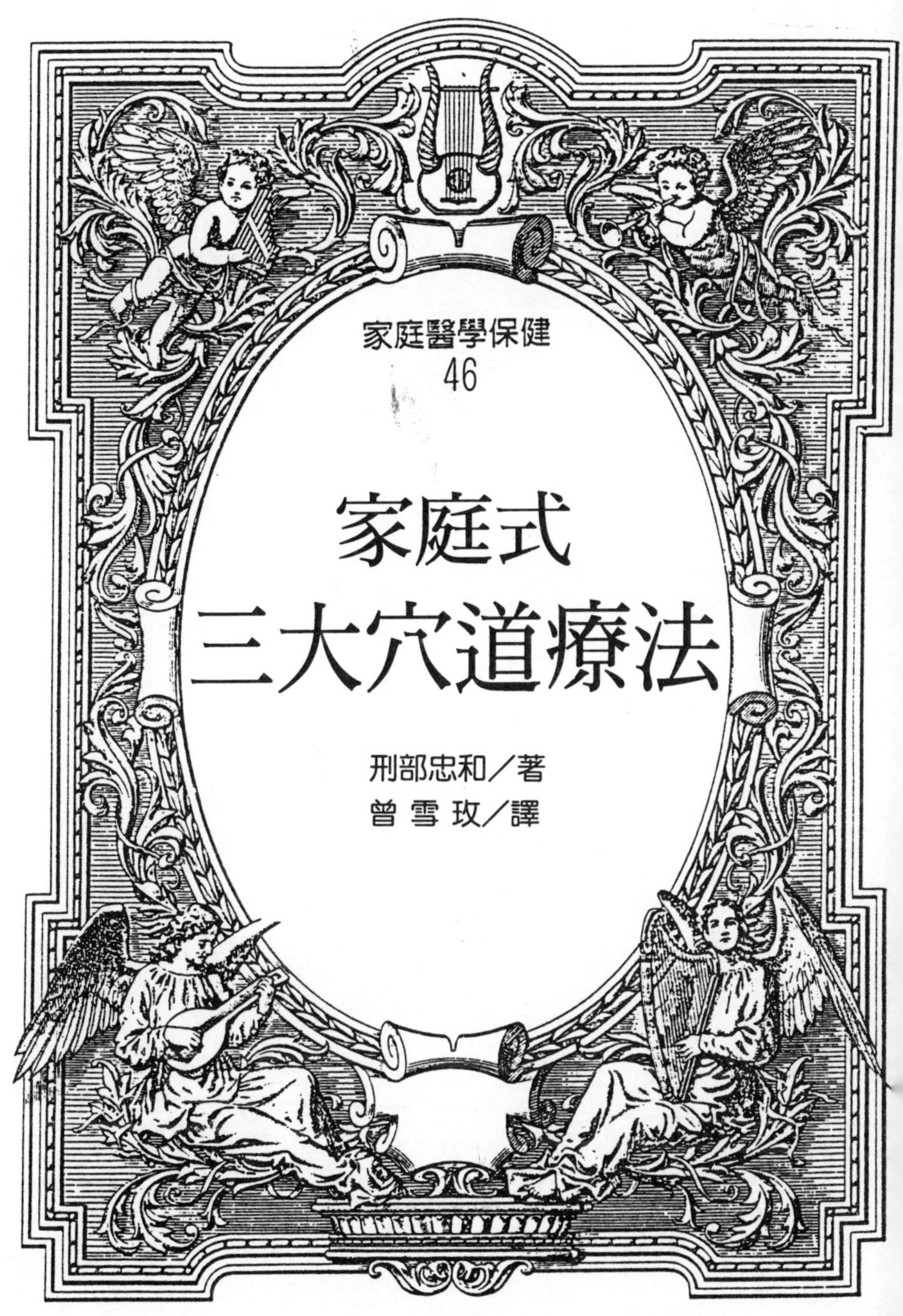

家庭醫學保健

46

家庭式三大穴道療法

刑部忠和／著

曾雪玫／譯

三大穴道的位置與守備範圍

大椎

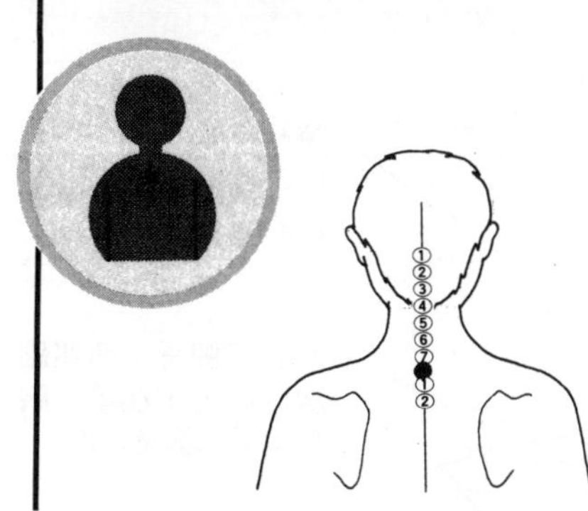

【位置】脖子往前倒時，脖子根部有隆起的大骨。最大骨是第七頸椎，在其下方的陷凹處就是**大椎**。

＊如果很難找到第七頸椎時，俯臥，頭朝左右移動，會移動的骨就是第七頸椎，在其下方不動的骨就是第一胸椎。

【守備範圍】陽的部分（雙腳岔開站立，高呼萬歲時，從背部照太陽會曬到太陽的部分）出現疾病、愁訴時的基本治療點，可以貼 10 元硬幣。

中脘

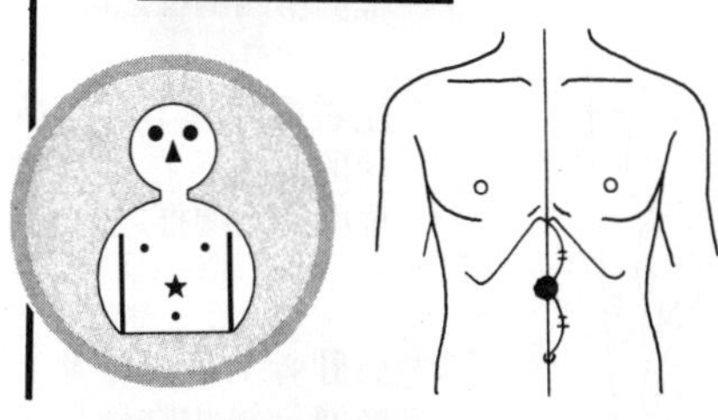

【位置】胸骨劍突與肚臍連結線正中央就是**中脘**。

【守備範圍】陰的範圍（雙腳叉開站立，高呼萬歲，背部照射太陽時，陰的部分）出現疾病、愁訴時的基本治療點，貼 10 元硬幣。

膻中

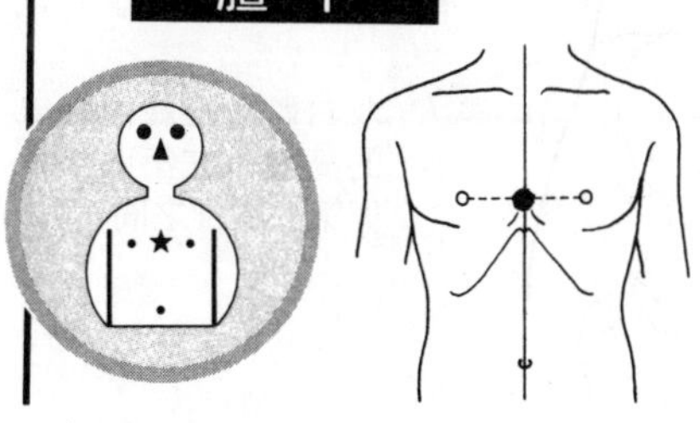

【位置】胸骨正中線上乳頭的高度，按壓時覺得疼痛處就是**膻中**。

【守備範圍】陰中之陰的部分，當心臟周邊及小指腹到腋下中央線上出現疾病、愁訴時，當成基本治療點，貼 10 元硬幣。

人體的骨骼與三大穴道

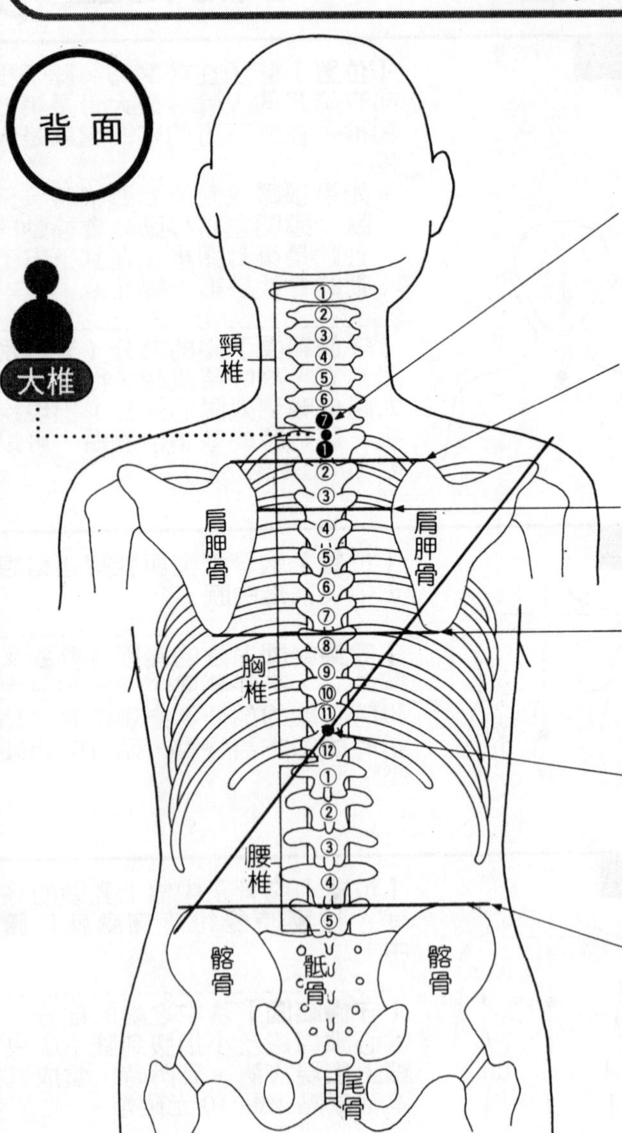

第七頸椎
脖子往前倒最大、隆起的骨。

左右肩胛骨上角連結線的高度，在第一胸椎與第二胸椎之間。

左右肩胛骨內角連結線的高度，在第三胸椎與第四胸椎之間。

左右肩胛骨下端連結線的高度，在第七胸椎與第八胸椎之間。

肩胛骨上角與髂骨上緣連結線和胸骨交叉點，在第十一胸椎與第十二胸椎之間。

左右髂骨上緣連結線的高度，在第四腰椎與第五腰椎之間。

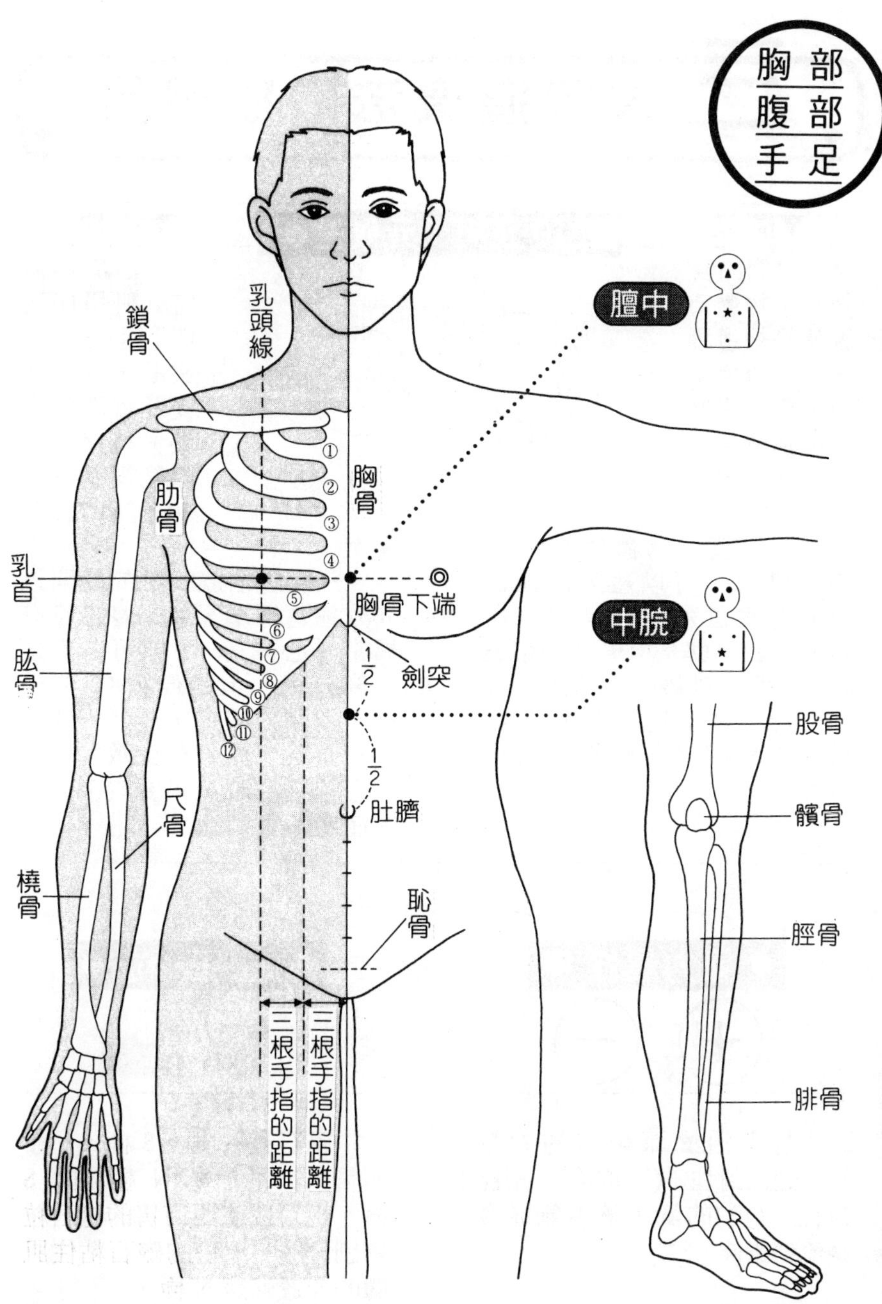
胸部
腹部
手足
膻中
中脘
乳頭線
鎖骨
胸骨
肋骨
乳首
胸骨下端
劍突
肱骨
1/2
1/2
肚臍
尺骨
橈骨
恥骨
三根手指的距離
三根手指的距離
股骨
髕骨
脛骨
腓骨

三　大穴道療法治療用具

10元與1元硬幣

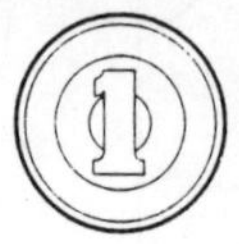

▼構造

我們的身體有生物體電流及經絡這種「生氣流通」的現象，當其平衡瓦解時，身體就會出現異常。

像這種生物體電流或經絡的變調，可以藉著由銅流到鋁的電位差加以調整。所謂銅、鋁也就是 10 元硬幣與 1 元硬幣，稱為 11 元療法。

既然是使用銅和鋁，如果家中有銅箔和鋁箔也可以使用。

▼時間

治療疼痛時，利用10元與1元的硬幣來貼，立刻感受其實際的效果。待疼痛去除後經過20～30分鐘再取下硬幣。

一切的治療，貼的時間以30分鐘為標準，如果身體沒有異常（心悸等），則可以再延長30分鐘。但是像第8頁的公孫、內關的穴道，最好不要晝夜一直貼，偶爾有少數人會出現心悸。這時，只要取下硬幣，症狀即可消除。

氣力量條

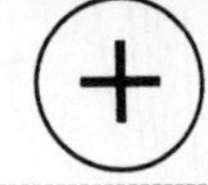

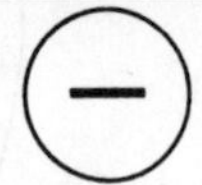

為了治療而製作的力量條，金條封住＋(正)的氣，銀條封住－(負)的氣，讓生氣從金條流到銀條。

磁石粒

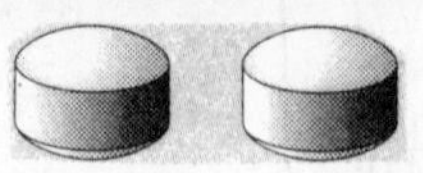

磁石有 N 極，S 極，一般而言，力量是從 N 極流向 S 極。也可以使用市售的磁石粒判別 NS。市售的磁石粘住肌膚的一邊就是 N 極。

輔助治療用具

線香灸

（蚊香、佛壇香或煙都可以代用）
穩穩地拿住，小心不要燙傷。

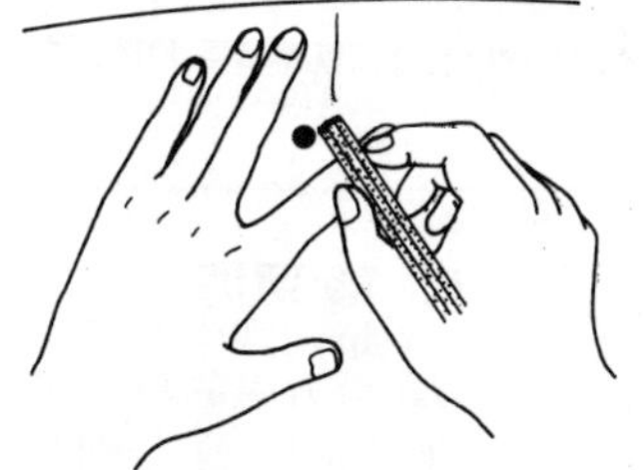

治療兒童時，食指和中指在穴道上張開，這樣就可以知道穴道和手指之間的熱度。

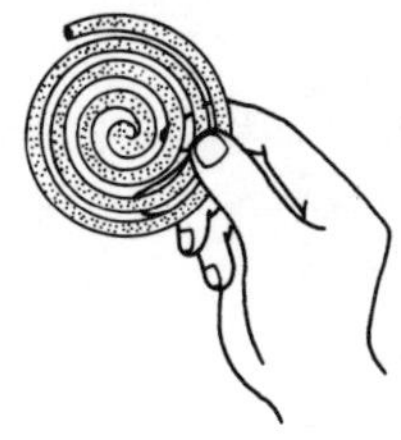

蚊香可以直接使用，如果是佛壇的香則三、四根聚集在一起點火。在接近穴道(治療點)１～２公分處停止，覺得太燙時就離遠一些，然後再接近，反覆進行幾次。

牙籤鍼

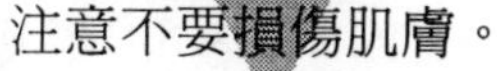

與穴道成直角，按壓到稍微感覺疼痛的程度。
注意不要損傷肌膚。

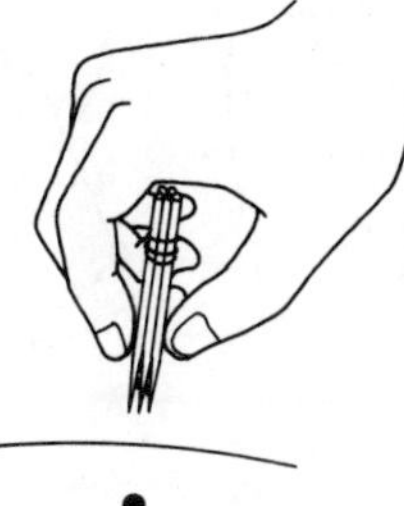

5～6 根或 15～16 根紮成一束使用時，前端排列整齊，好像輕敲似地按壓。

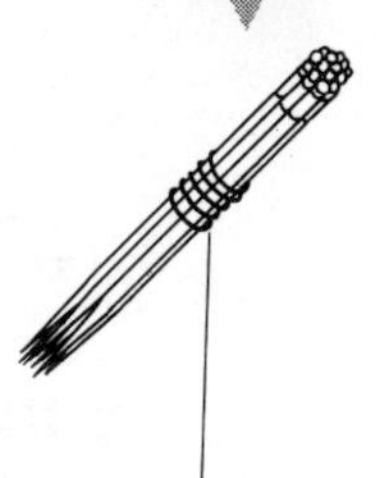

用橡皮筋紮成一束，前端整齊。

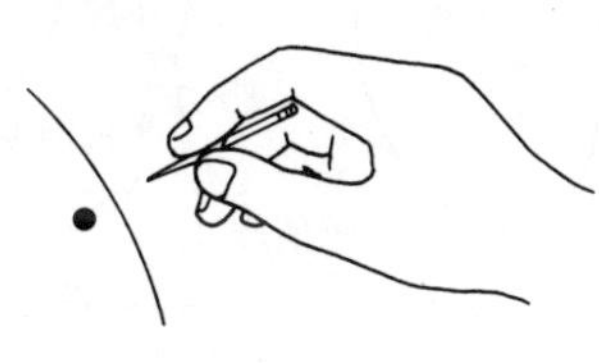

拿一根時，拿住距離前端 5mm 處，以稍微感覺疼痛的程度按壓 3 秒鐘。

應用的治療點

除了三大穴道之外，經常使用的穴道是八脈奇經的代表穴。下圖的穴道中，

（Ⓐ列欠 Ⓑ照海）（Ⓒ內關 Ⓓ公孫）（Ⓔ後谿 Ⓕ申脈）（Ⓖ外關 Ⓗ臨泣）

必須採用獨一無二的搭配使用。這八個代表穴道在手腕腳脖子處是容易找到的穴道。

Ⓐ 列欠
橈骨莖突內側，感覺脈搏跳動處

Ⓑ 照海
足內踝中心下方 1 公分處的點

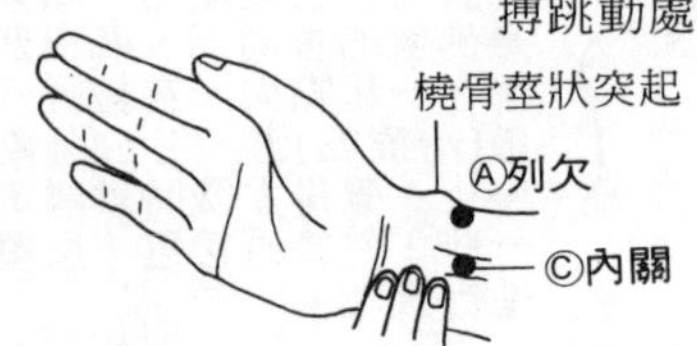

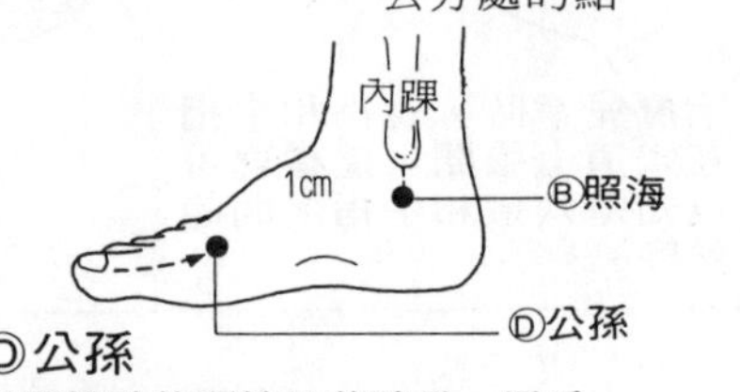

Ⓒ內關
最接近手掌的手腕皺紋中央三根指幅寬的距離，腱與腱之間的點

Ⓓ公孫
從腳拇趾的關節沿著蹠骨，用手指往上擦時，手指停止處

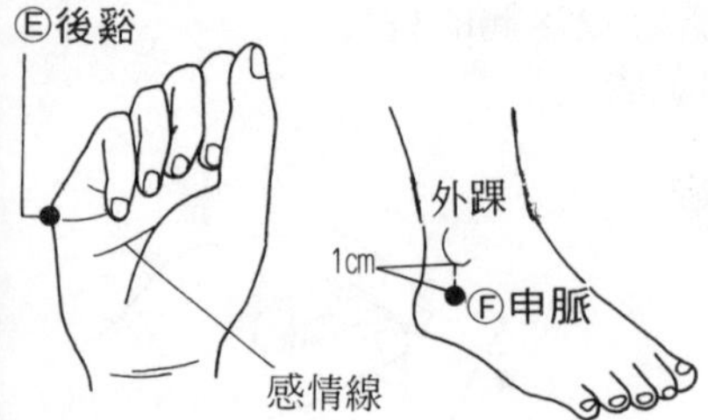

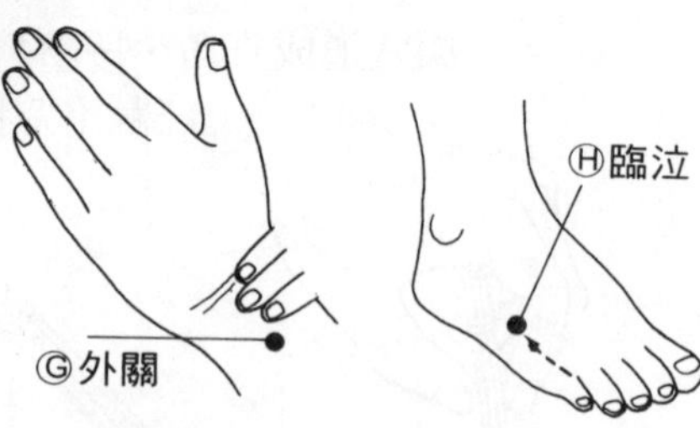

Ⓔ後谿
握手時，小指側的側面形成粗大摺疊皺紋的突端

Ⓕ申脈
足外踝中心下方 1 公分的陷凹處

Ⓖ外關
手腕後仰，最接近手背的橫紋中央三根手指寬的點

Ⓗ臨泣
腳的第四趾與第五趾(小趾)的蹠骨用手掌往上擦時，手指停止處

前　言

「救民妙藥」

所謂「救民妙藥」是水戶光圀公隱居後六十六歲時，對於家臣、領民進行醫學講學，曾說「小的疾病應該由自己進行治療」，以現代的說法就是獎勵家庭治療。

由於OA機器氾濫，複雜的社會結構與人際關係，生存於殘酷的現代，就好像生活於壓力、愁訴形成漩渦的時代中。

愁訴伴隨劇痛、發麻等不可解的疾病，慢性鈍痛、指尖發麻、手臂和腳倦怠、容易疲倦等症狀，雖然不會直接危及生命，但是一整年都會覺得心情不愉快。

不會危及生命的疾病，往往光靠診察、檢查無法找出原因，即使感覺劇痛，也許醫師會說「唉，這是心病」，因此未給與任何病名。對於這些連醫師都束手無策的愁訴患者而言，當然會因不安而痛苦。

處於這種時代中，必要的就是「救民妙藥」，也就是「更好的家庭療法」。

原本我學習針灸的動機，就是希望能夠「寫一本家庭治療的『座右銘』書」。

我現在是一位治療師。每天為患者治療，但腦海中經常想著

「這個患部利用這個做法，在家庭中也能治療」，經常想一些最好的家庭療法進行治療，同時也指導患者進行治療。

家庭療法治療上一定要簡單、明瞭，隨時隨地、任何人都可以進行，而且非常安全，沒有技巧純不純熟的問題，易懂，而且身邊就有治療工具，才能夠進行。而且，既然當成「座右銘」書，當然治療效果必須是「速效」。

以此為大前提，二十年來誕生了令我感到自負的「關於疼痛、酸痛、發麻方面，沒有比它更好的治療法了」的治療法。

這就是本書『家庭式三大穴道療法』的特色。

本書的優點……

1 基本穴道有三個，全都在身體的正中線上容易找到的部位。這三個穴道(基本點)如果能記住，則包括手腳疼痛、麻痺，及肩、腰、膝的疼痛，和臉部出現劇痛的三叉神經痛，令人痛不欲生的痛風等，你自己就能立刻治好。

2 只要正確找出治療點，即自己最「疼痛的部位」、「發麻的部位」最可以了。

3 治療法是在一個基本點上貼十元硬幣，疼痛、發麻的治療點貼一元硬幣就可以了。

4 治療工具我是使用貫入「＋(正)與－(負)的氣」的力量條，但是大家可以使用十元硬幣(＋)與一元硬幣(－)，也能得到同樣的效果。十元硬幣是銅製的，一元硬幣是鋁製的，因此使用銅箔、鋁箔也可以。如果能判別N極(＋)與S極(－)，使用磁石粒也無妨。

5 治療效果是貼了以後傷口會消失，具有令神經遮斷術都汗顏的速效性。因此，我將其稱為「座右銘書」。

6 治療的輔助法是「使用手腳八個穴道」的奇經治療，到時再加以說明。這八個穴道都是在手腳容易找到的部位。

7 治療工具以十元銅幣和一元鋁幣為主，而輔助的工具則是線香(蚊香、佛壇的香等)或牙籤、吹風機等，利用家庭中都有的物品。

本書所介紹的症狀別疼痛治療效果，在我的治療院及我所主持的家庭療法研究會、各地的演講處進行指導，確認效果。所以我對其效果深具自信，因此建議各位使用。

不只是本書，已經發行的「特效穴道療法」納入氣功療法的「酸痛、疼痛去除療法」中，對於這些治療效果我也深具自信。本書的重點在於「立刻去除疼痛、發麻」。與先前二著合併的「三部書」，希望能夠成為大家「保護家庭的『座右銘書』」。

疾病、愁訴的治療越早開始越能提升治療效果。由這個意義來看，我想本書最適合用來當成家庭治療書。

但是，即使是非常好的治療法，也只是家庭治療。對於症狀有疑問時，必須接受醫師診察，感到安心後才可以繼續治療。

本書執筆時，承蒙共同收集治驗例、治療資料的朋友鈴木龜子、丸山由夫大力幫忙，在此深致謝意。

希望本書能夠成為家庭的「座右銘」書，去除令大家感到煩惱的愁訴。衷心祈求每個家庭健康。

刑部　忠和

目錄

前言

「救民妙藥」……9

序章

三大穴道的治療例與治療點

重症腰痛患者……18／因燒燙傷的後遺症手無法握拳……19
痛風的劇痛瞬間消失……20／末期癌的劇痛……21
▼在家庭中能夠輕鬆進行的三大穴道治療……23
▼三大穴道與治療點……25

第一章

去除疼痛、發麻

●牙痛……30
●胃痙攣……33
●慢性頭痛……34
●肋間神經痛……37
●坐骨神經痛……38
●三叉神經痛……40
●深部的疼痛……43
●臉的麻痺……44
●肩膀痠痛……46
●五十肩……48
●閃腰……50
●慢性腰痛……52
●側頸部痛……53
●膝關節痛……54

●手臂肌肉痛……56
●手肘疼痛……57
●手指的疼痛與發麻……58
●彈撥指……60
●腱鞘炎……62
●腳的疲勞……63
●消除疲勞……64
●揮鞭式損傷症……66
●落枕……67
●扭傷……68
●撞傷痛……69
●雞眼……70
●口內炎……71
●喉嚨疼痛……72
●聲音嘶啞……73
●風濕……74
●癌的疼痛……78
●結節腫……80
●胸與背部深處的疼痛……82

第二章 治療慢性病

●調整血壓……84
●慢性下痢……87
●糖尿病……88
●心悸、呼吸困難……90
●氣喘……2
●失眠症……94
●自律神經失調症……96
●慢性胃炎……98
●痔瘡……100
●眼睛疲勞……2

目　錄

●耳鳴、重聽……10
●便秘……106
●前列腺肥大……10

第三章　消除不快症狀

●感冒……110
●咳嗽……112
●凍傷……114
●宿醉……116
●暈車……118
●胃灼熱……120
●噯氣……121
●頭昏眼花……122
●眼瞼痙攣……124
●瞼腺炎……126
●打嗝……127
●打鼾……128
●鼻塞……130
●流鼻血……131
●小腿肚抽筋……132

第四章　消除煩惱

●冰冷症……134
●腳底的寒冷……136
●下腹部的寒冷……137
●膝部的寒冷……138

●腰部的寒冷……139
●血氣上衝……140
●腳底發燙……141
●膀胱炎……142
●生理不順……143
●美顏、肌膚乾燥……144
●多汗症……146
●更年期障礙……148
●孕吐……149
●冷感症……150
●陽痿……152
●蕁麻疹與濕疹……154

第五章 兒童治療

●關於兒童治療……156
●暴躁……157
●抽筋……158
●小兒氣喘……160
●夜啼（夜驚症）……162
●夜尿症……164
●虛弱體質……166

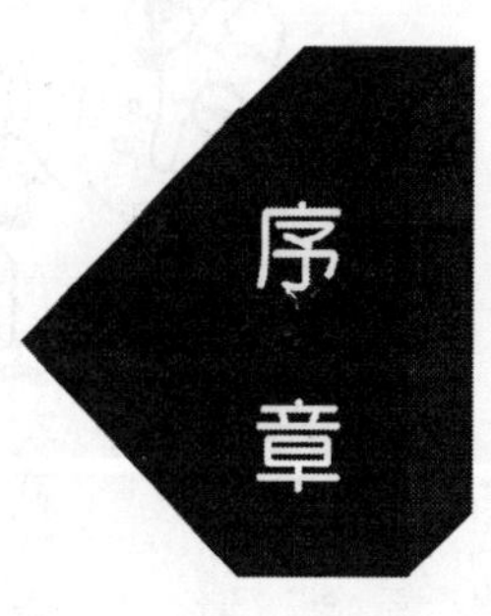

序章

三大穴道的治療例與治療點

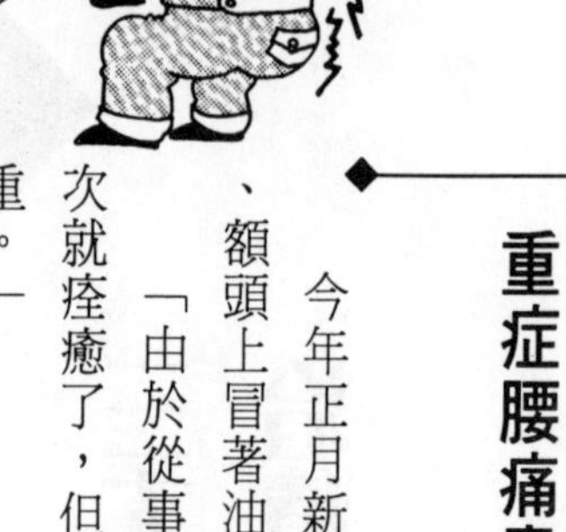

重症腰痛患者

今年正月新年剛過後不久，有一位中年男性扶著陪同之二人的肩膀、額頭上冒著油汗到我這兒來。

「由於從事建築工作，經常閃腰。平常前往中國鍼灸院治療三～四次就痊癒了，但是這次是重症，治療了一個禮拜也沒有治好。症狀很嚴重。」

患者拼命強調自己是重症者。

不斷地吵鬧疼痛狀態，因此我只好暫時不看其他的患者，先為他做緊急處置。

「總之是重症，非常疼痛。」

於是在他的後脖頸貼上封住（＋）氣的力量條，在他說痛得不得了的部位貼上封住（－）氣的力量條，要他試著動動腰。

「怎麼可能呢？我是重症，很痛……」雖然這麼說，他還是勉強伸直了腰，結果腰一下子就伸直了。

「咦！這是怎麼回事呀？重症的腰痛只不過貼了力量條就治好了，真是神奇……，好像變魔術……」他不停地搔頭回去了。

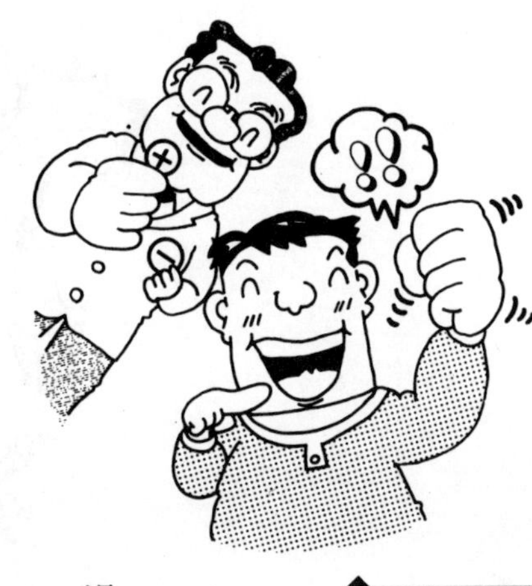

因燒燙傷的後遺症手無法握拳

開始這個治療法不久，

「因為受傷的後遺症，手掌無法緊握張開。」

患者對我這麼說。

這位L患者是運輸公司的駕駛。在一年半前的駕駛途中，因為引擎過熱，打開引擎蓋時卻被散熱氣的蒸氣噴到，造成左手嚴重燙傷。

看了一年門診，沒有留下燙傷的疤痕，傷完全治好了。但是，可能是神經受損，或是皮膚肌肉因為燙傷的後遺症而拉扯，使得手掌沒有辦法張合。

「不知道需要多少時間，總之，你必須自己進行復健」院方對他這麼說。但是手掌無法張合就無法開車了。

「希望能夠盡早治好」，於是到我這兒來。

診斷他的手時，發現不管再怎麼用力，手指只能彎曲三十度。

而手背的拉力很強，手掌的力量太弱，因此無法握拳。

於是在手背側的手腕貼（＋）力量條，距離指側二公分處貼（－）力量條。而手掌側的手腕貼（＋）力量條，距離指側二公分處貼（－）

力量條，然後我對他說：「你握拳試試看……」讓他握起手掌。

「呀！手指碰到手掌了，我就能開車了。」L先生大叫了起來。

原本只能彎曲三十度的手指，竟然能夠碰到手掌，而且張開手掌時也沒有阻力了，能夠順利張開。

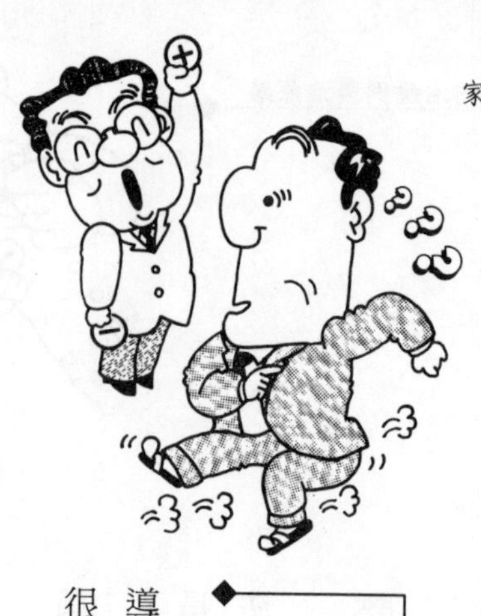

痛風的劇痛瞬間消失

二年前，有位業者的施術講習會請我去擔任講師，演講的內容是指導專業人士活用本書的內容。演講結束時，我想和會長打招呼，職員卻很抱歉地對我說：「會長因為痛風走不動，躺在休息室裡。」

痛風是乳酸積存在關節的疾病，只有罹患者才了解其疼痛程度，即使再怎麼忍耐疼痛也沒有辦法走路。會長I先生穿著西裝、打著領帶，卻穿著拖鞋躺在沙發上。

「唉呀！你特地跑來一趟，真是不好意思，我痛得無法動彈。」

「這可糟糕了，讓我看看你的腳。」

請他脫下鞋子讓我看他的腳趾，拇趾紅腫，真的非常疼痛。

於是在他的後脖頸貼上（＋）力量條，夾住疼痛拇趾的關節，從腳

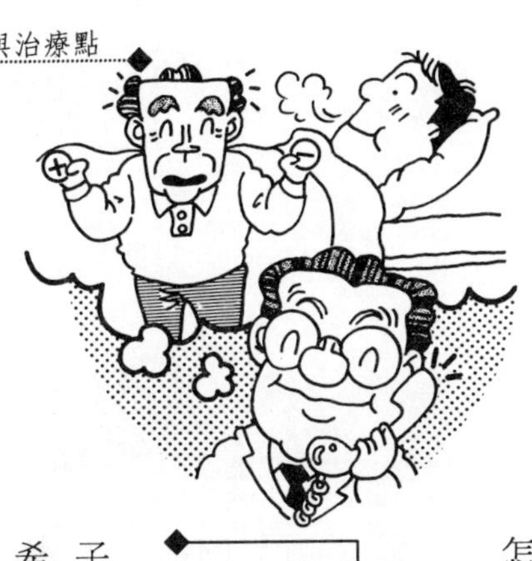

脖子開始貼（＋）力量條，腳趾貼（－）力量條後，對他說：「站起來走走看」。「可是很痛呀！能走路嗎？」他勉強站了起來。戰戰兢兢地跨出了一步二步，到了第三步時順利踏出，他驚訝地看著我說：「這是怎麼回事呀？不痛了，能走路了吔！」

不只是會長，連周圍的人也發出了驚嘆之聲。

末期癌的劇痛

三年前冬天快結束時，一位八十歲的老人M先生來找我。「我的兒子K（四十六歲）罹患末期癌而住院，非常疼痛。你能不能去看看他。希望藉著你的治療能使他不再感覺疼痛。

對方因家人由於劇痛而感到痛苦，所以希望我前去看診。

通常我對於去除疼痛都很有自信，但是不知道是否能夠去除末期癌的疼痛，而且對方已經住院，我也不方便前去治療。如果這麼做也許會被院方趕出來。

雖然我這麼說以拒絕他，但是他卻說：「你們家人可以試試這個方法。」我將力量條交給他，並教他貼法。

第二天早上八點多時，M先生打電話來，電話另一端傳來興奮的聲音。他說：「疼痛變得非常輕鬆了。醫師也看到他貼了力量條。請你來一趟吧！」

「那麼就請醫師為他照X光，如果他允許的話，我也願意前去。」過了一天他打電話來，說：「院長想要見你，請你今天來一趟吧！」

於是我到醫院去見院長，看了X光片。院長說：「與上次的X光片比較，有好轉的傾向，既然患者也有意願，請你繼續為他治療吧！」院長答應我為患者治療。

治療方法是用（＋）力量條圍住患部，而患部內側貼（－）力量條的方法。光是貼上力量條，K患者就說：「雖然還有一點疼痛感，但是已經不再是難以忍受的劇痛了。」

遺憾的是，K先生在五個月後死去，但是到死之前都不會因為疼痛而感到痛苦，家人打電話來向我道謝。

只要三個基本點和疼痛部分的治療點

在家庭中能夠輕鬆進行的三大穴道治療

除了前述的治療例之外，還有一整週都在哭泣的三叉神經痛，在腹部貼（＋）、臉部貼（－）力量條之後，疼痛瞬間消失的例子。

膝痛而無法步行的人，在其腹部與膝的上下貼（＋）（－）力量條後，疼痛消失，能夠順利上下樓梯了。

因為滑雪而受傷，在接骨院說「到了這個地步已經沒有辦法了」的扭傷舊傷，光是在腹部貼（＋）、扭傷患部貼（－），患部的相反側之相同位置貼（＋）力量條後，就能很有力量地跳躍了。

此外，二十多年來罹患風濕的人，在後脖頸和腹部貼（＋）、手腕貼（＋）與（－）力量條，要他用雙手扶著桌子時，他說「不行啊，這二十年來我從來沒有以雙手扶著東西」，但是再度要求他這麼做時，他開始戰戰兢兢地扶著桌子，最後用手掌敲打桌子，驚喜交加地說：「這是怎麼一回事呀？好像變魔術一樣……。」

像這一類使用三大穴道的治療例不勝枚舉。

我在全國各地演講，而且在全國各地進行實技指導，每一會場的參加者大約二百人、三百人。治療的患者有些來自參會者，有疼痛的毛病的人，進行實技指導時，手肘痛、手指痛、肩膀痛、膝痛、肩膀痠痛、從臀部到腳的疼痛、眼睛疲勞、頭痛等的患者都有。

聽這些人訴說疼痛部位，說明治療法，當場立刻進行治療，能夠迅速產生效果，就是因為得到「**陽為後脖頸**」、「**陰為腹部**」、「**陰之陰為胸**」的基本點，以及治療點是疼痛部位的《**三大穴道治療**》之賜才能辦到。

為這麼多人進行實技指導時，開始的二、三人使用十元硬幣、一元硬幣，後來為了節省撕下膠帶貼硬幣的時間，改用我在治療院所使用的力量條。

我在治療院為患者治療時，不會利用十元硬幣和一元硬幣貼在患者的穴道上，而是使用能貫注＋（正）、－（負）氣的力量條。有人請我演講時，或在家庭療法研究會進行實技指導時，用十元硬幣、一元硬幣、小銅板、鋁板或磁石的NS極嘗試效果後使用力量條，確認治療效果不變。

但是，硬幣要和硬幣搭配、磁石要和磁石搭配，否則無法得到效果。

三大穴道與治療點

前面的插圖已為各位介紹過了，本的關鍵點（三大穴道＝基本點）（治療點）各位一定要牢記在心。

1　基本點

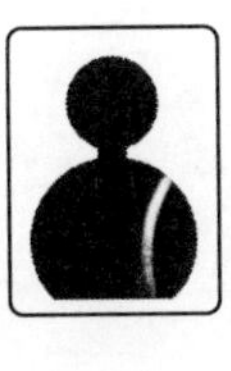

★大椎

脖子往前倒時，脖子根部會隆起大骨。最大骨是第七頸椎，在其下方陷凹處就是**大椎**。如果很難找到第七頸椎時，趴下頭朝左右移動，會動的骨就是第七頸椎，在其下方不動的骨就是第一胸椎。

《守備範圍》陽的部分（雙腳叉開站立高呼萬歲，背部照著太陽，曬到太陽的部分）的愁訴、疾病可藉此治療。

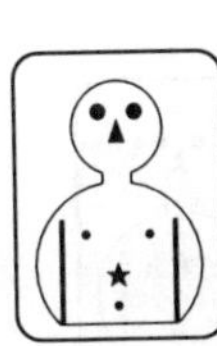

★中脘

胸骨劍突的下端，與肚臍連結線的中央是**中脘**。

《守備範圍》陰的部分，與陽相同，背部曬太陽時，成為陰的部分的愁訴、疾病可藉此治療。

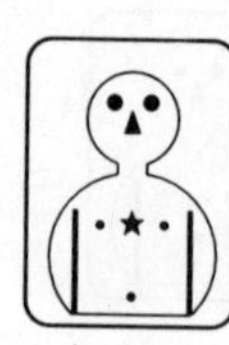

★**膻中**

胸骨正中線上乳頭高度，按壓時覺得疼痛的點就是膻中。

《守備範圍》陰中之陰的部分，能夠治療心臟周邊及小指指腹到腋下中央延長線上的愁訴、疾病。

2 愁訴的治療點

基本上必須正確找出疼痛點、發麻處，當成治療點。

3 治療法

①如果使用硬幣，則基本點要貼十元硬幣、銅板、銅箔，磁石則使用N極面，力量條要貼金條。貼的時候可以用膠帶、絆創膏等固定。

②愁訴的治療點，如果使用硬幣要用一元硬幣、鋁板、鋁箔，磁石則使用S極面，力量條則貼銀條。

4 基本點與疼痛治療點的關係

基本點的砲台是十元硬幣，砲彈是一元硬幣，疼痛點則是射擊的目標。

例如，基本點大椎的砲台（十元硬幣），砲口朝向「陽」的部分，如果有疼痛部位（目標）時，就要發射砲彈（一元硬幣）攻擊目標。如果砲彈命中目標，則疼痛瞬間消失。但是如果偏離目標，砲彈無法射中目標，則疼痛可能會稍微減輕，但是不會完全消失。

這個治療由於砲台和砲彈都已經決定好了，所以成果就是如何正確找出（疼痛點）。也就是說，治療效果在於如何正確找出疼痛點（目標）。而且這個疼痛點的找尋任何名醫都比不上患者，亦即比不上本身了解的更清楚。

治療時的注意事項

力量條的素材是紙，因此身體上帶有什麼配件都無妨。但必須注意下列物件。

使用十元、一元硬幣時，手錶、項鍊等金屬製品，甚至眼鏡都要取下。十元和一元硬幣也就是銅和鋁的電位差會因為其他金屬進入而紊亂。

使用心臟起搏器的人，磁石可能會紊亂心臟起搏器，非常危險，因此不要使用。

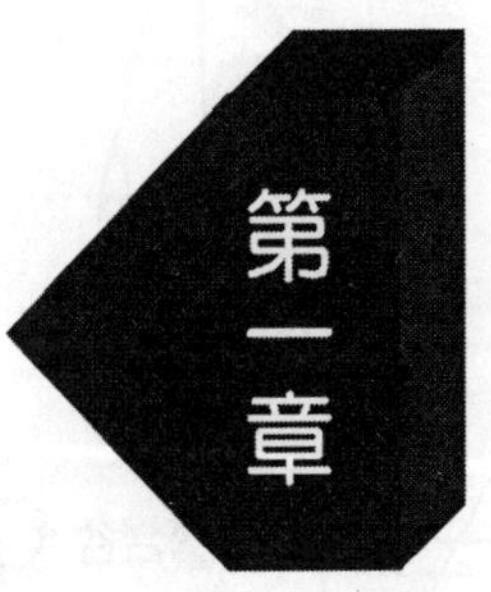

去除疼痛、發麻

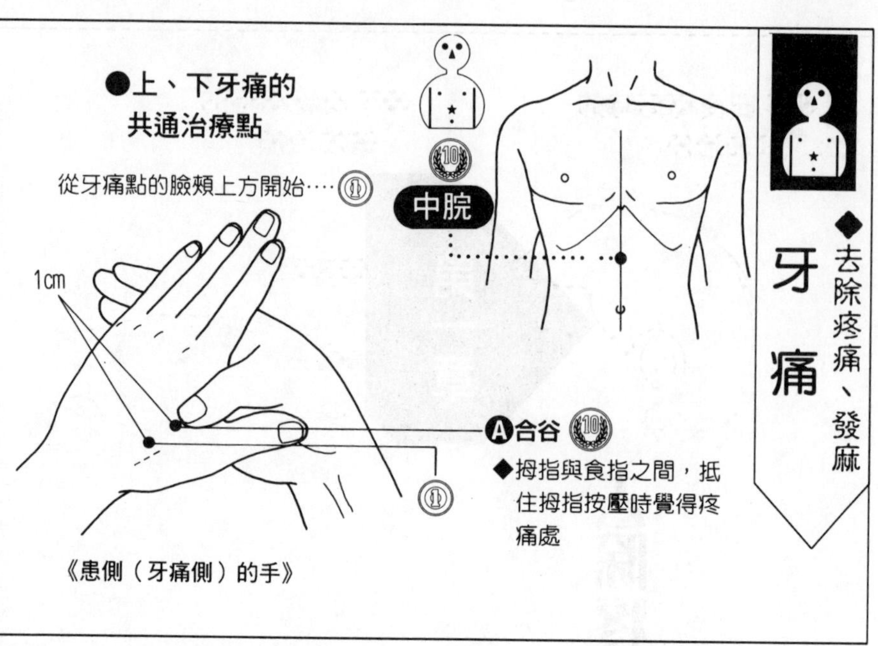

一般而言牙痛指的是蛀牙，但是牙痛不只是蛀牙而已。

肩膀痠痛或疲勞也會引起牙痛。

「牙齒上戴上牙套已經一年多了，牙齒產生劇痛。」

慌慌張張跑來的患者的牙痛，卻是三叉神經痛的二、三枝病。

三、四年前看到的患者，臼齒戴上牙套後感覺疼痛，因為疼痛不止，所以認為：

「可能是戴上牙套時空氣進入所造成的」，於是在牙套上挖個洞，可是疼痛不止。結果好不容易套上牙套的牙齒卻拔掉了，可是疼痛還是無法停止。由於束手無策，只好送到母校大學醫院，終於知道是三叉神經痛。

三叉神經痛的二枝、三枝神經進入齒髓，一旦疼痛時會誤以為是牙痛，甚至有的患者連上下的牙齒全都拔光了。

牙科醫師想到這一點，因此也會對患者說：

●下臼齒疼痛時的追加治療

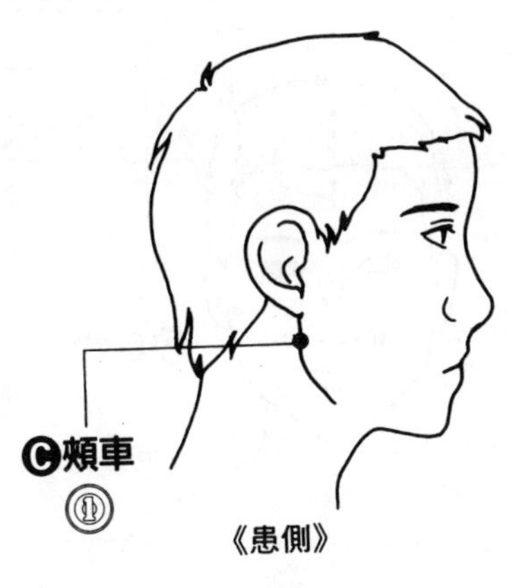

●下齒疼痛時的追加治療

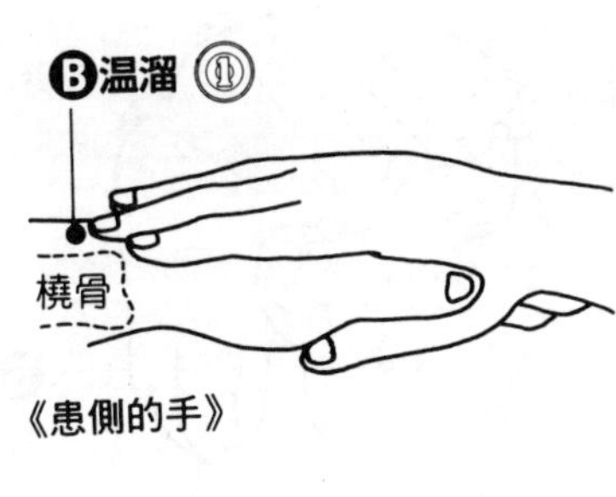

「這個牙痛呀，我可以介紹一位針灸師為你治療。」有些患者就是在這種情況下介紹到我這裡來的。

總之，牙痛的原因很多，除了蛀牙外，一定要調查原因，加以治療。

對於針灸治療而言，雖然能夠停止牙痛，但這並不是蛀牙的治療。

止痛只是緊急處置而已。如果有蛀牙時，必須盡快去看牙醫，治療蛀牙。

治療法

治療是使用患側治療，也就是對於患側(疼痛側)進行以下的治療。

●使用的三大穴道

★中脘…貼十元硬幣。

●上下牙痛的共通治療點

Ⓐ**合谷**▼手的拇指與食指張開所形成的三角地帶的中央，按壓感覺疼痛處…貼十元硬幣，距離

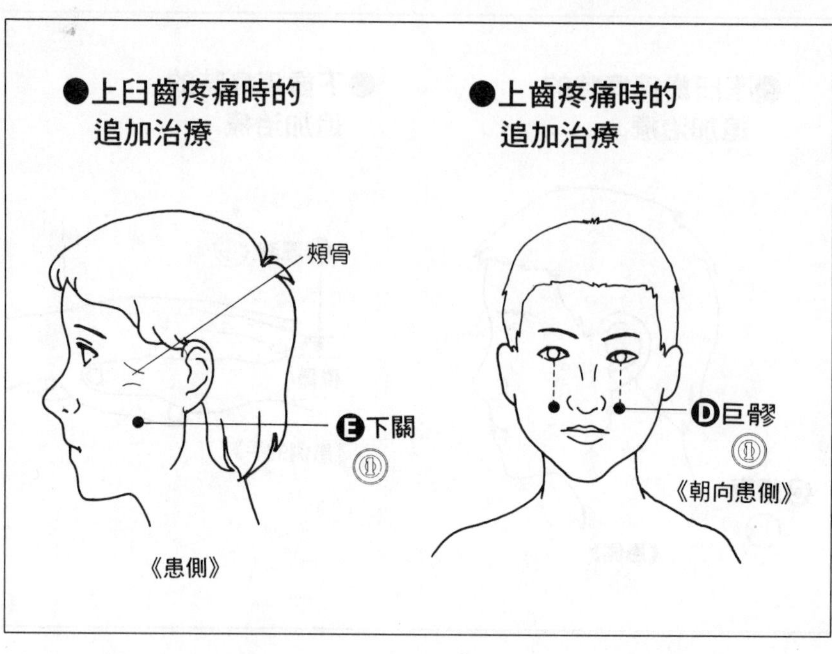

手腕一公分處，貼一元硬幣。

合谷是治療臉部疾病一定要使用的穴道。

光靠這些共通治療就能減輕疼痛，如果疼痛牙的位置可能是上齒、下齒、臼齒，依部位的不同必須加上以下的治療點，展現治療效果。

在疼痛點的頰上方貼一元硬幣也有效。

●下齒痛的追加治療點

Ⓑ溫溜▼拇指股交叉，在上方的中指於橈骨上伸直，指尖感覺緊張點…貼一元硬幣。

●下臼齒的追加治療

Ⓒ頰車▼下顎上角與耳根下端之間的陷凹處…貼一元硬幣。

●上齒痛的追加治療點

Ⓓ巨髎▼瞳孔正下方，鼻翼最膨脹處的外側，按壓覺得疼痛點…貼一元硬幣。

●上臼齒痛的追加治療點

Ⓔ下關▼顴骨中央下緣(顴的上部)深的陷凹部…貼一元硬幣。

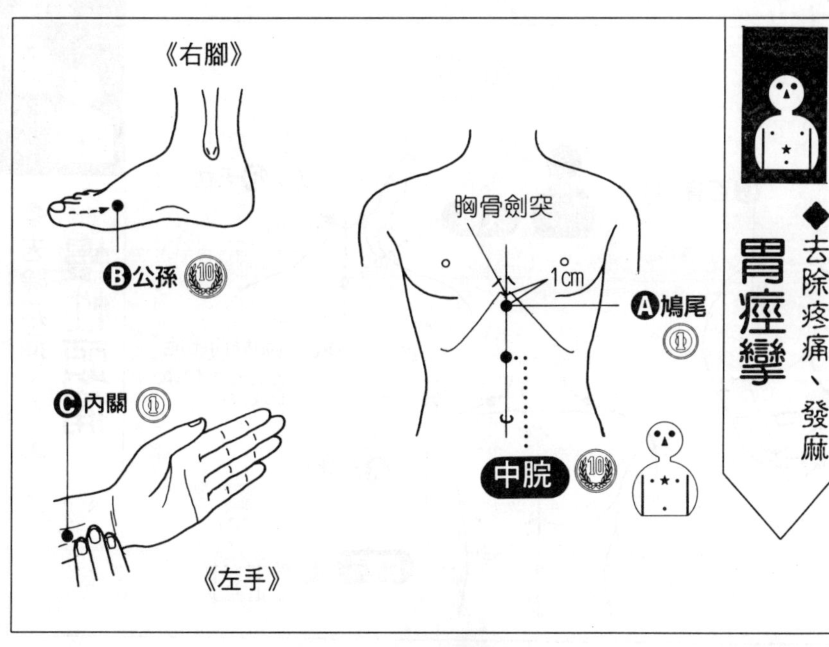

胃部沒有異常，但是心窩出現發作性的劇痛時，就是「胃痙攣」。

盛夏時節大口喝冰水或暴飲暴食的時候，上腹部會產生劇痛。這種疼痛可能會痛到令你大叫「好痛呀！」或是覺得「這種疼痛還可以忍受」，像我的朋友就經常出現胃痙攣的毛病。

總之，因為疼痛而覺得危險時，兼具預防的意義在內，需接受以下的治療。

治療法

●使用的三大穴道

★中脘…貼十元硬幣

●治療點

Ⓐ**鳩尾**▼在心窩處、胸骨劍突下端一公分下方…貼一元硬幣。

Ⓑ**右腳的公孫**▼腳的拇趾根部的關節（腳底心側），沿著骨用手指往上擦，手指停止處…貼十元硬幣。

Ⓒ**左手的內關**▼距離手掌最近、手腕橫紋中央三根手指寬的點…貼一元硬幣。

慢性頭痛

◆去除疼痛、發麻

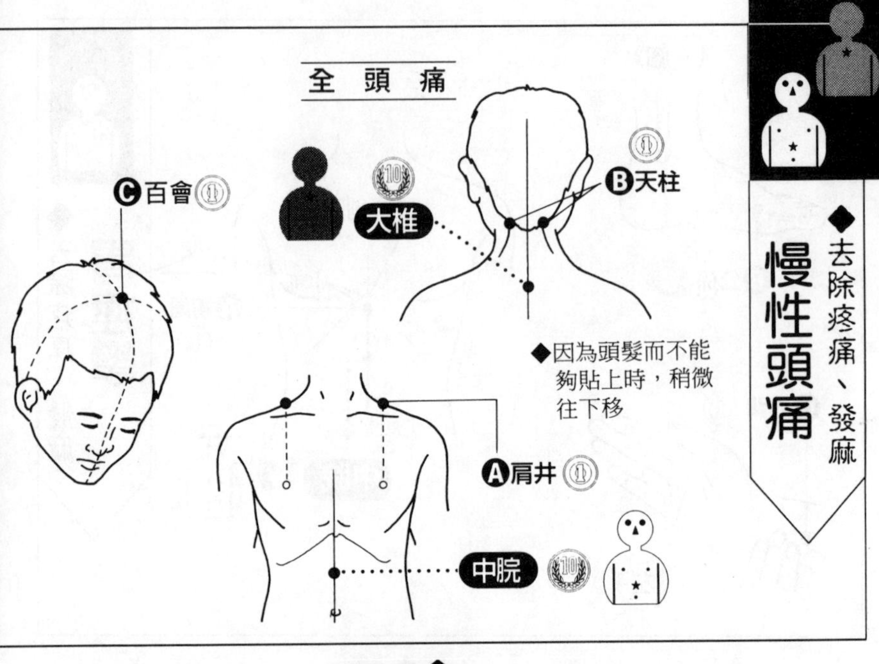

即使醫師說「無異常」，但是頭痛持續了好幾年。即一般所說的「頭痛毛病」。

即使是劇痛，也不是因為覆蓋顱骨的組織的血管、肌肉、神經等的異常而使腦異常。因此不會危及生命。大部分都是因為脖頸或頭顱的肌肉因為壓力而收縮引起頭痛、頭重的「肌肉收縮性頭痛」，或是腦血管壁受到刺激，因為收縮而引起疼痛的「血管性偏頭痛」。因為宿醉而引起的頭痛也是一種血管性偏頭痛。

治療法

全頭痛

●使用的三大穴道

★大椎…貼十元硬幣。

★中脘…貼十元硬幣。

●治療點

Ⓐ肩井▼肩的稜線中央稍微靠近頸部的壓痛點…貼一元硬幣。

Ⓑ天柱▼枕骨下方陷凹處的中央（瘂門）側面

額　部　痛

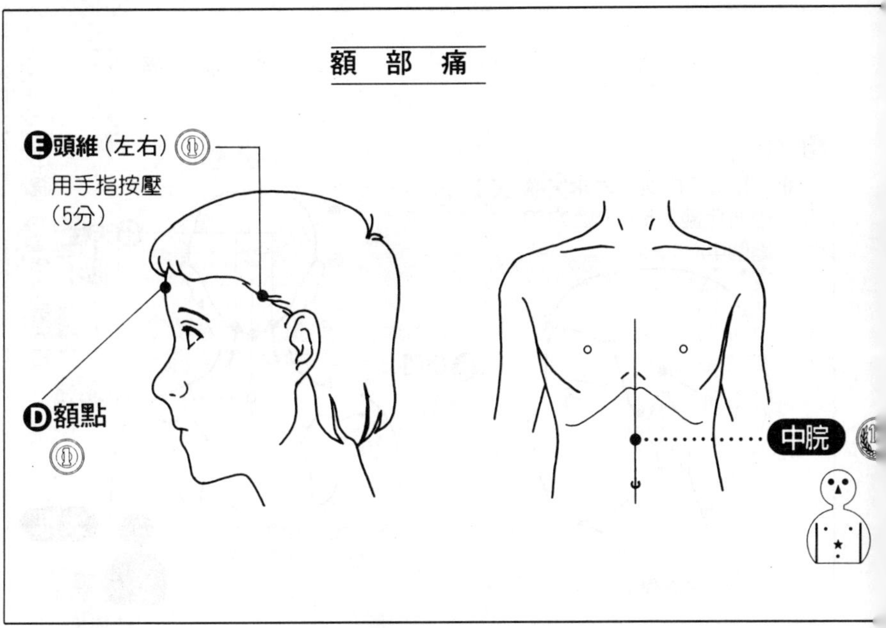

Ⓔ頭維（左右）
用手指按壓
（5分）

Ⓓ額點

中脘

、隆起的肌肉（斜方肌）外側按壓髮中覺得舒服的點…因為有頭髮，所以用手指按住一元硬幣，直到疼痛減輕為止（五分鐘左右）。

Ⓒ百會▼左右耳的前端，通達頭頂的連結線，與鼻子正中線伸達頭頂的線的交叉點…用手指按住一元硬幣，直到疼痛減輕為止（五分鐘左右）。

【注意】因為有頭髮而沒有辦法貼硬幣時，貼的位置稍微下降，或用手指按住。這裡有三個位置，天柱的位置在稍下方，可以貼硬幣，而百會則用手指按壓。

額部痛

●**使用的三大穴道**

★中脘…貼十元硬幣

●**治療點**

Ⓓ額點▼額頭正中線的中央…貼一元硬幣。

Ⓔ頭維▼在太陽穴的髮際處，感覺動脈跳動處…用手指按住一元硬幣。（五分鐘）

枕部痛

●**使用的三大穴道**

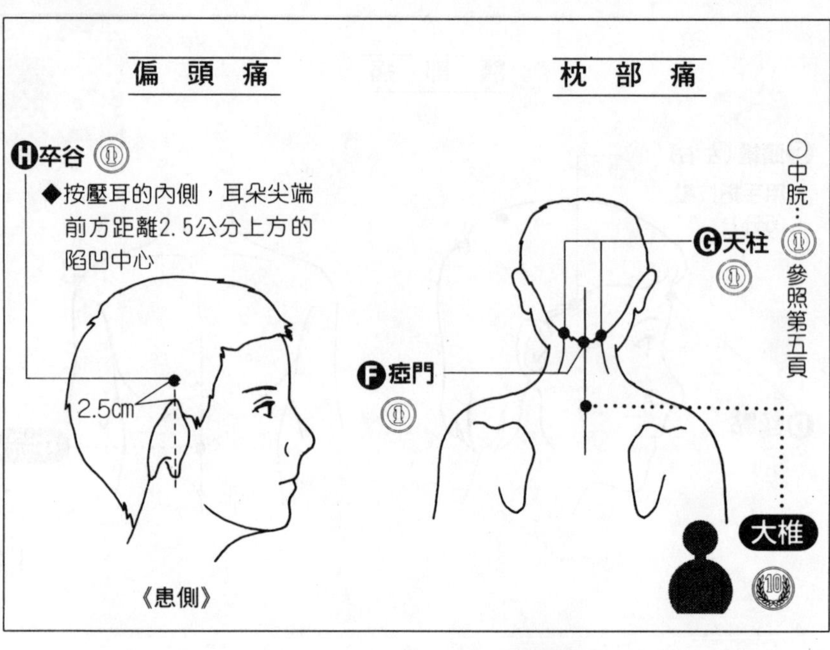

★大椎…貼十元硬幣。

●治療點

F瘂門▼枕骨下方陷凹處的中央，所謂頸窩…用手指按住一元硬幣，直到疼痛消失為止(五分鐘左右)。

G天柱▼參照全頭痛項目。

偏頭痛

●使用的三大穴道

★大椎…貼十元硬幣。

★中脘…貼十元硬幣。

●治療點

H卒谷▼耳推向內側，距離耳尖二·五公分上方的陷凹處…用手指按住一元硬幣，直到疼痛消失為止（約五分鐘左右）。

※急性頭痛

突然間頭痛欲裂，產生噁心、意識障礙，伴隨單側痲痺的頭痛，大都是蛛網膜下出血或腦溢血等危及生命的疾病，必須趕緊接受醫師診察。

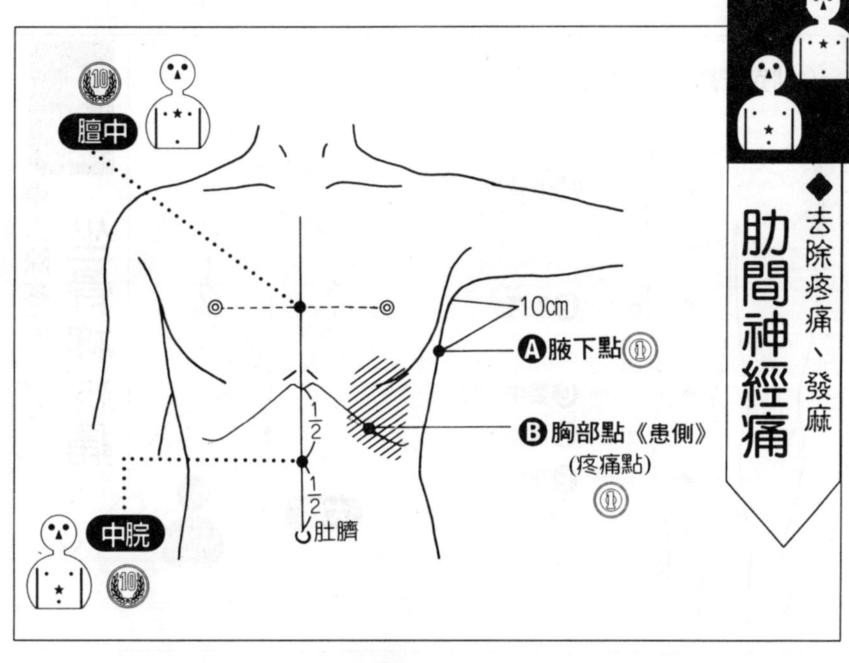

◆去除疼痛、發麻

肋間神經痛

扭轉身體時，從胸到側腹、背部，產生一種好像無法呼吸的疼痛。接著別說是活動身體，只要是深呼吸都會產生劇痛。

胸椎共有十二椎，一椎一椎的兩側有好像圍住胸部的肋骨。肋骨與肋骨之間有肋間神經。肋間神經出現疼痛就是肋間神經痛。

肋間神經痛包括原因不明的「特發性」，與因為胸部疾病、肋骨骨折等引起的症候性，或是因胸部不自然扭轉而刺激了肋骨與肋骨的神經所引起的疼痛。不論是哪一種疼痛，只要藉著以下的治療就能去除。

治療法

●使用的三大穴道

★中脘…貼十元硬幣。

★膻中…貼十元硬幣。

●治療點

Ⓐ**腋下點**▼距離腋下十公分下方的壓痛點…貼一元硬幣。

Ⓑ**胸部點**▼活動胸部時覺得疼痛點…貼一元硬幣。

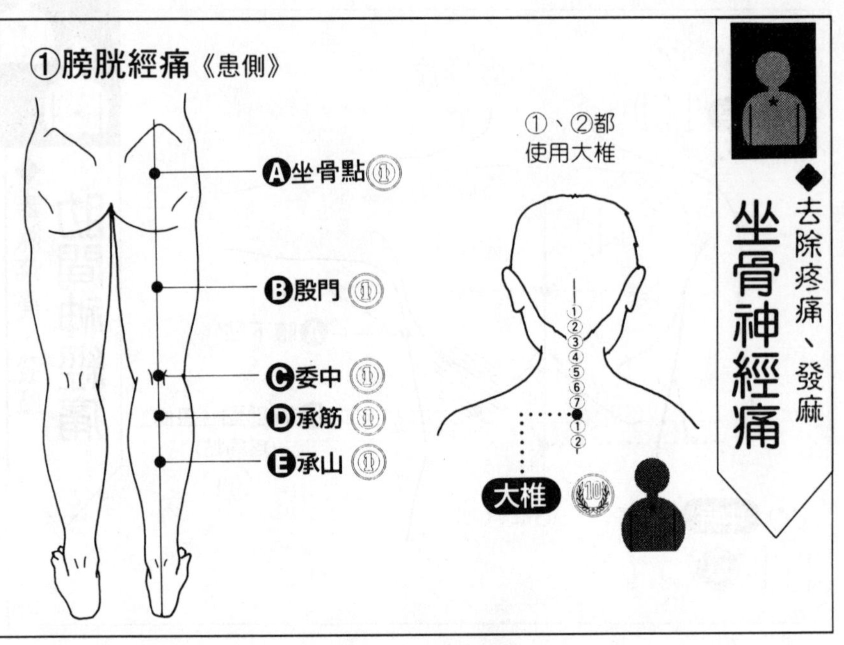

坐骨神經在腰椎下方與脊髓分離，從骨盆內到臀部、下肢後面、外側面下行到腳的前端為止，是人體中最粗最長的末梢神經。

這個神經產生的疼痛就是坐骨神經痛，因為是人體最大、最長的神經，因此，可能會痛到無法步行。如果是單純的坐骨神經痛，用以下的治療就足夠了。

治療法

●使用的三大穴道

★大椎…貼十元硬幣。

●治療點

Ⓐ坐骨點▼臀部中央壓痛、自發痛(不觸摸也會覺得疼痛處)強烈的部位，用手指按壓確認，貼一元硬幣。這裡是坐骨神經的基點，一定要用手指按壓，確認疼痛的部位。

坐骨神經痛具有以下的①、②二種，二種疼痛都可以使用坐骨點治療。

①疼痛到達小腿肚(膀胱經痛)

俯臥時，大腿、小腿的正中線稍外側，從根

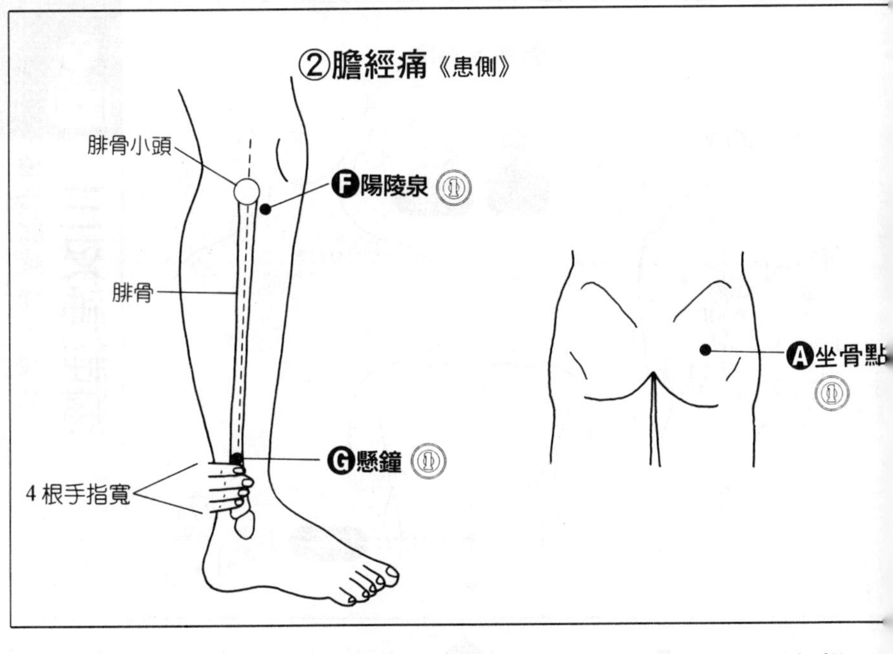

部到大腿、膝內、足踝、腳脖子加以按壓，確認壓痛的強烈點。疼痛出現的部位如下：

Ⓑ殷門▼大腿部的中央…貼一元硬幣。

Ⓒ委中▼膝內折疊處的中央…貼一元硬幣。但是此處有皺紋很難貼，所以上下距離一～二公分貼一元硬幣。

Ⓓ承筋▼小腿肚最高處的中央…貼一元硬幣。

Ⓔ承山▼俯臥，腳用力時小腿肚下方形成へ形陷凹處的頂點…貼一元硬幣。

②疼痛出現在腳小趾側面（膽經痛）

主要是出現在膝以下到下方的腓骨上方，按壓由膝側到腳脖子的部分，確認疼痛處。

疼痛出現的部位如下：

Ⓕ陽陵泉▼膝蓋小指側的側面之突出骨（腓骨小頭）的前下方一公分處的陷凹處…貼一元硬幣。

Ⓖ懸鐘▼由外踝往上四根手指寬度的腓骨上壓痛強烈點…貼一元硬幣。

三叉神經痛

◆去除疼痛、發麻

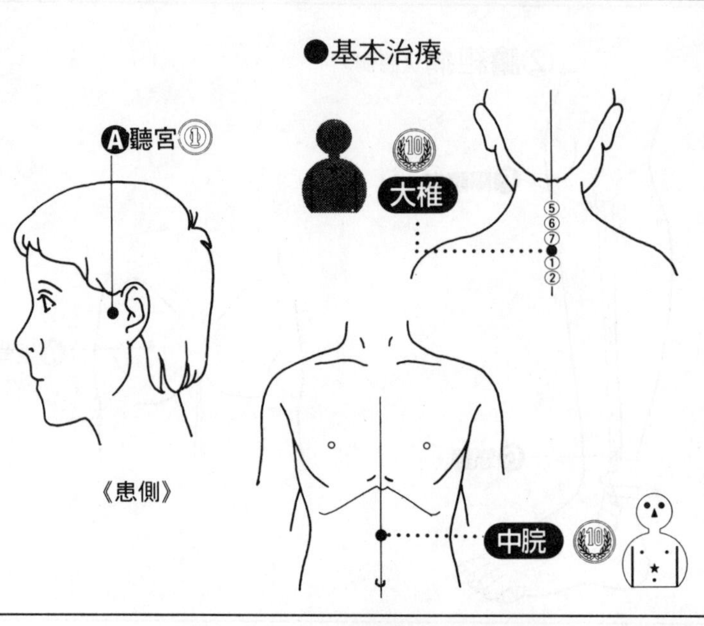

三叉神經痛分為從耳內發生的第一枝眼神經、第二枝上顎神經、第三枝下顎神經三條，因為某種理由而使得這個神經疼痛時，在這個神經路線上的臉的左右半邊，從額頭到臉頰、鼻側、上顎、下顎會產生好像被刀刺、被挖、燒灼般的劇痛。

這種疼痛不是普通的疼痛，洗臉或喝冰的、熱的物品，只要有一點點的刺激加諸於臉上時，就會產生劇痛。雖然不會危及生命，但是真是宛如「地獄般的疼痛」。

治療法

●使用的三大穴道

★大椎…貼十元硬幣。

★中脘…貼十元硬幣。

●治療點（一、二、三枝痛共通）

Ⓐ聽宮▼耳的前方，按壓顎關節開口時陷凹點…貼一元硬幣。

這是三叉神經伸到臉部的起始處，因此一、

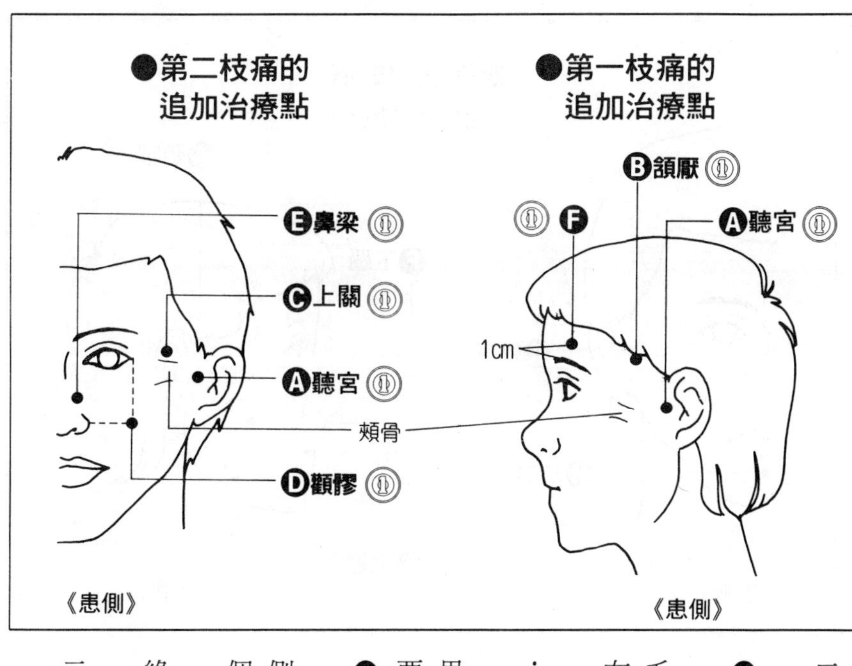

二、三枝痛都可以使用。

其次，各枝的疼痛可以加上以下的治療。

●第一枝痛的追加治療點

第一枝是眼神經，從耳前到太陽穴，通過眉毛上方，從額頭到頭。別枝則是從眼下，通過眉在額頭會合。

Ⓑ頷厭▼太陽穴中心稍上方，開口時會移動點：貼一元硬幣，或用手指按壓五分鐘。

第一枝痛可以利用這個追加點加以治療，如果額頭疼痛，則在眉毛中央的一公分上方(Ⓕ)也要貼一元硬幣。

●第二枝痛的追加治療點

第二枝是上顎神經，從耳前到頬、上顎、鼻側、上顎的粘膜、齒髓、牙齦都有分布，沿著這個神經產生的疼痛就是第二枝痛。

Ⓒ上關▼眼尾和耳上部根部的中間、顴骨弓上緣的陷凹處：貼一元硬幣。

Ⓓ顴髎▼眼尾正下方鼻翼高度的陷凹處：貼一元硬幣。

Ⓔ鼻梁(無名穴)▼鼻翼上部鼻梁麓，強烈出現

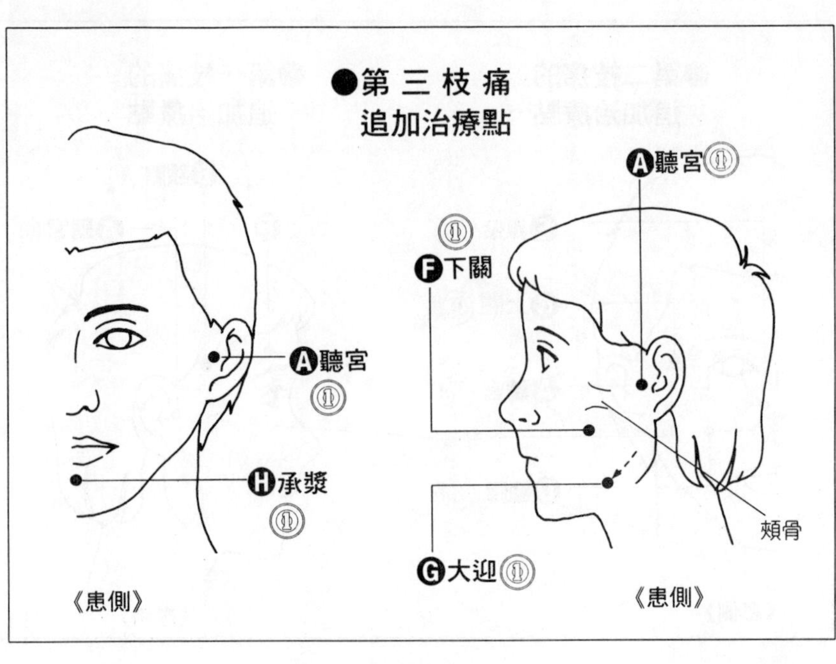

疼痛點…貼一元硬幣。

●第三枝痛追加治療點

第三枝是下顎神經，分布於耳殼、下顎的粘膜、齒髓、牙齦、頰的肌肉，舌的前三分之二，沿著這個神經產生疼痛。

這個神經不僅含有知覺神經，還有運動神經，當這個神經受到侵襲時，頰和嘴唇發麻、痙攣的現象都可能會出現。但這個發麻、痙攣是三叉神經造成的，不是顏面神經造成的，治療雖然類似，但是和顏面神經的治療法不同。

Ⓕ**下關**▼是與第二枝的上關相反的穴道，在顴骨弓下緣（頰的上部）中央陷凹處…貼一元硬幣。

Ⓖ**大迎**▼下顎骨上方角（俗稱的腮）沿著下緣手指往下滑，在二～三公分的陷凹處…貼一元硬幣。

Ⓗ**承漿**▼下唇下方陷凹處的中央…（最後殘留疼痛處）貼一元硬幣。

進行這個治療，而健側（患部的相反側）同樣的位置，用十元硬幣撫摸，更能提升效果。

◆去除疼痛、發麻

深部的疼痛

●坐骨神經痛或胸部痛的治療後
↓延用治療時的三大穴道

●最初的疼痛
↓〈三大穴道的守備範圍〉參照第三頁

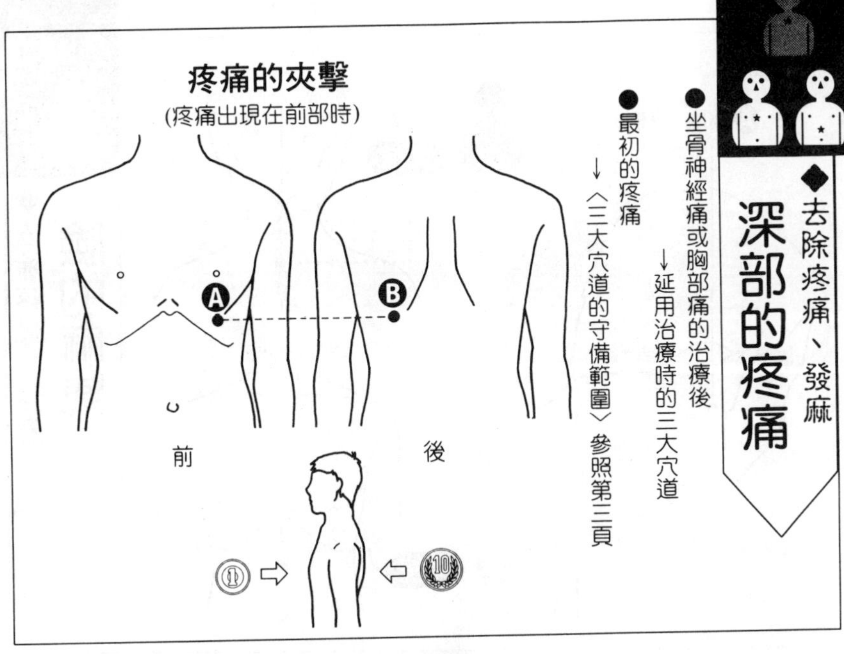

進行坐骨神經痛或胸部痛等的治療時，最初的疼痛去除了，但是深部的疼痛會一直殘留到最後。此外，即使一開始就對於身體內部的疼痛進行治療，也很難去除。尤其是胸部深處的疼痛，將針深刺入可能有造成氣胸之虞，即使是針灸師，對於這種深部的疼痛也感到很棘手。

但是，深部疼痛採用前後夾擊的方式進行以下的治療，就能輕易去除了。

治療法

●**使用的三大穴道**

★**大椎或中脘或膻中**…貼十元硬幣。如果有治療後的殘痛時，治療時的三大穴道可以繼續使用。如果在治療前，則使用感覺疼痛的三大穴道。

●**治療點**

Ⓐ最初感覺疼痛處，或是深部感覺疼痛處…貼一元硬幣。

Ⓑ確認Ⓐ的反面，貼十元硬幣。

臉的麻痺

◆去除疼痛、發麻

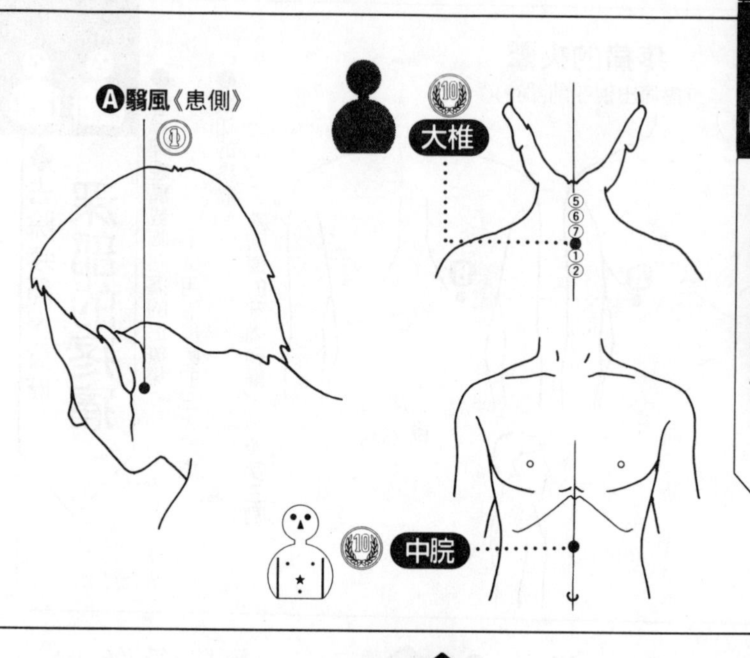

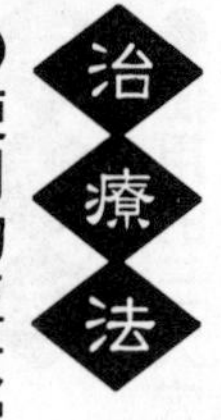

鼻和唇都被拉到健側，歪斜，舌很難移動，就美容面而言也會覺得很難看的顏面神經麻痺，包括因腦中風等而引起的「中樞性麻痺」，以及吹到寒冷的風或過度疲勞、外傷所引起的「末梢性麻痺」。中樞性麻痺必須要治療原病，而末梢性麻痺用以下的治療很有效。

但是這個疾病只要差一天，治療效果會產生很大的差距，因此必須盡快治療。

治療法

●使用的三大穴道

★大椎…貼十元硬幣。

★中脘…貼十元硬幣。

●治療點

治療要使用患側（麻痺的一側）。

Ⓐ**翳風**▼耳垂後方根部柔軟處…貼一元硬幣。

Ⓑ**聽宮**▼耳塀（耳前的隆起）前方用手指按壓，開口時陷凹處…貼一元硬幣。

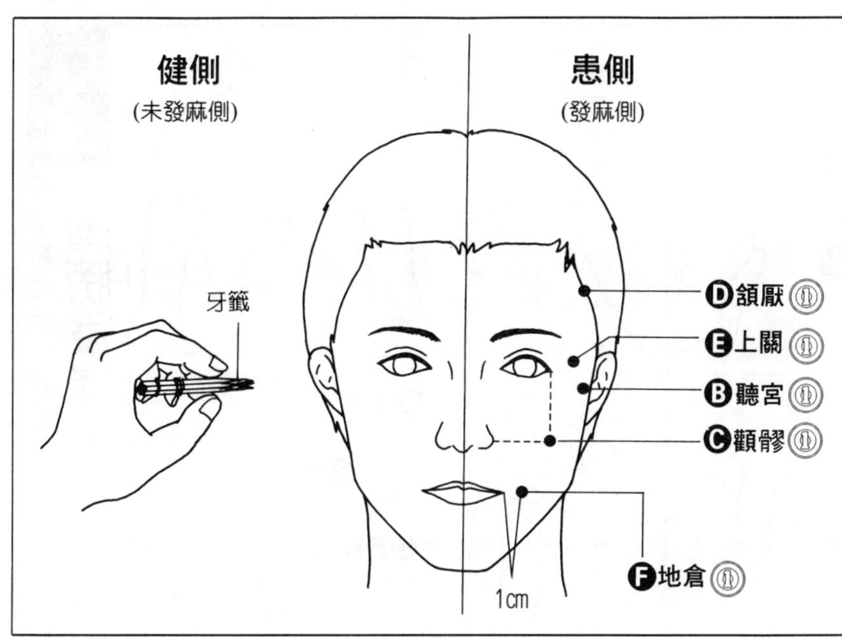

C顴髎▼眼尾下方，鼻翼張開到最寬處的高度…貼一硬幣。

D頷厭▼太陽穴中心稍上方，開口時會移動點…貼一元硬幣。

E上關▼眼尾和耳上部根部連結線中央的陷凹處…貼一元硬幣。

F地倉▼距離唇端一公分的點…貼一元硬幣。

這個治療時間為一小時。在這個期間健側（沒有麻痺側）的臉要用十元硬幣仔細撫摸二～三分鐘。用十元硬幣撫摸之後，再用五～六根牙籤紮成一束，用前端刺整個臉到稍微感覺疼痛的程度。一小時的治療結束後，患側用一元硬幣仔細撫摸。

●治療的理由

氣的力量從十元硬幣流到一元硬幣，健側用十元硬幣撫摸，能放鬆臉部肌肉的力量，患側用一元硬幣撫摸，能加強麻痺的臉部肌肉的力量。用牙籤刺健側的臉，加諸強烈的刺激，就能放鬆健側的力量。

肩膀痠痛

◆去除疼痛、發麻

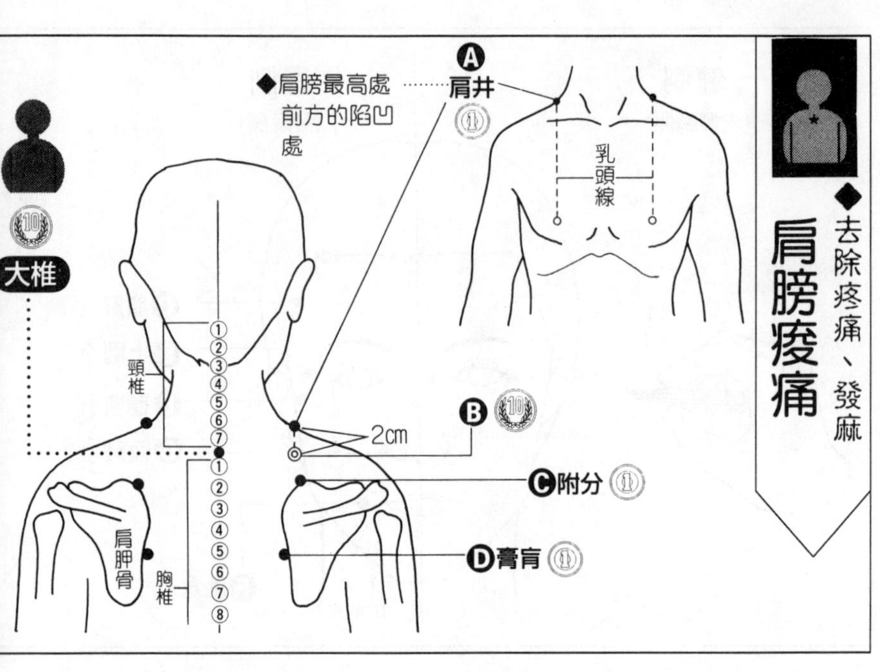

肩膀痠痛、腰痛、膝關節痛這三大疾病在針灸院稱為「患者御三家」。這三大疾病是人類開始用雙腳站立後的宿命，四足動物沒有肩膀痠痛的毛病。

我們的肩有細的支柱（頸椎）通過，以不穩定的狀態承接較重的頭。因為姿勢或胃腸病等原因，身體傾向一側時，頭會靠在較低的肩膀上。為了加以調整，頭要朝較高的方向傾斜，因此會使得肩、脖子的肌肉、斜方肌和胸鎖乳突肌，背闊肌等造成不自然的緊張狀態，血液循環不順暢，形成瘀血，或是乳酸積存，容易形成硬結或酸痛。

肩膀痠痛如果成為慢性時，則肩膀經常覺得疼痛，肩膀和手臂沈重、疼痛、倦怠。令人坐立不安、非常痛苦，甚至想要砍掉肩膀或手臂。不只是肩膀痠痛，連頭痛、頭昏眼花、耳鳴、噁心等現象都可能會出現。

進行以下的治療四～五分鐘，就能使因工作疲勞造成的肩膀痠痛或慢性肩膀痠痛都變得輕鬆不少。

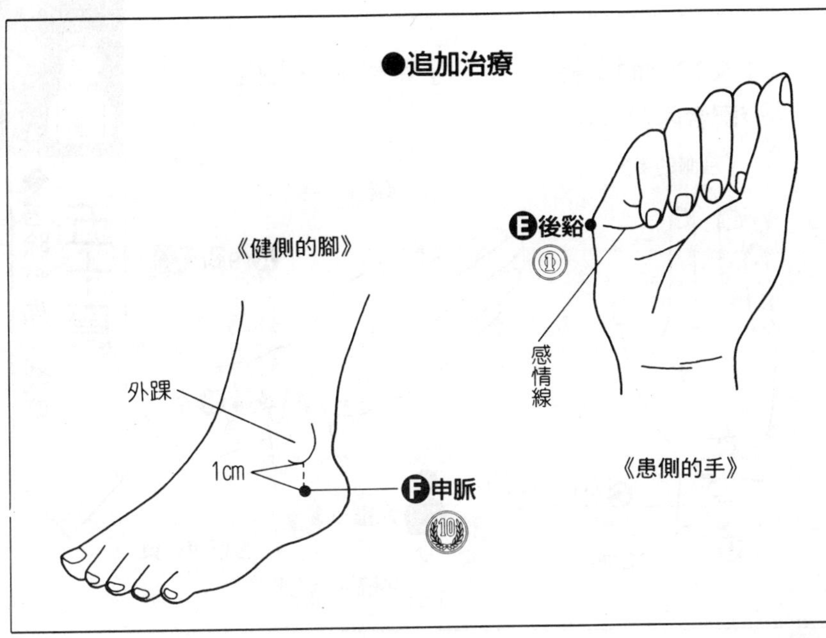

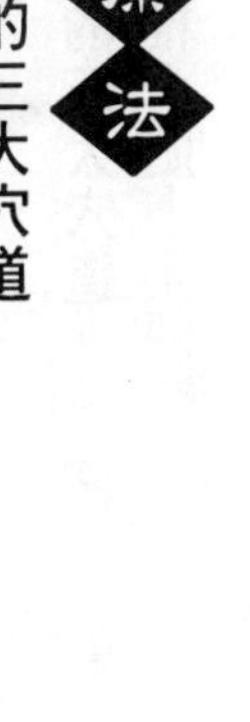

●使用的三大穴道

★大椎…貼十元硬幣。

●治療點

A肩井▼在肩稜線中央稍微靠近頸部，壓痛強烈點…貼一元硬幣。

B肩井後方二公分處，貼十元硬幣。普通的肩膀痠痛這樣就足夠了，如果背部也疼痛，出現痠痛時，必須加上以下的治療。

C附分▼肩胛骨的上角，壓痛強烈處…貼一元硬幣。

D膏肓▼肩胛骨的內緣（靠近背骨）的中央處，按壓時覺得痛得很舒服的位置…貼一元硬幣。這時如果出現背部的疼痛、痠痛時。

E患側（疼痛側）的後谿▼握手時，小指側的側面所形成的粗大皺紋之前端…貼一元硬幣。

F健側（不痛側）的申脈▼腳的足踝下緣中央距離一公分下方的陷凹處…貼十元硬幣。

這個申脈與後谿，必須使用相反的手腳。

五十肩

◆去除疼痛、發麻

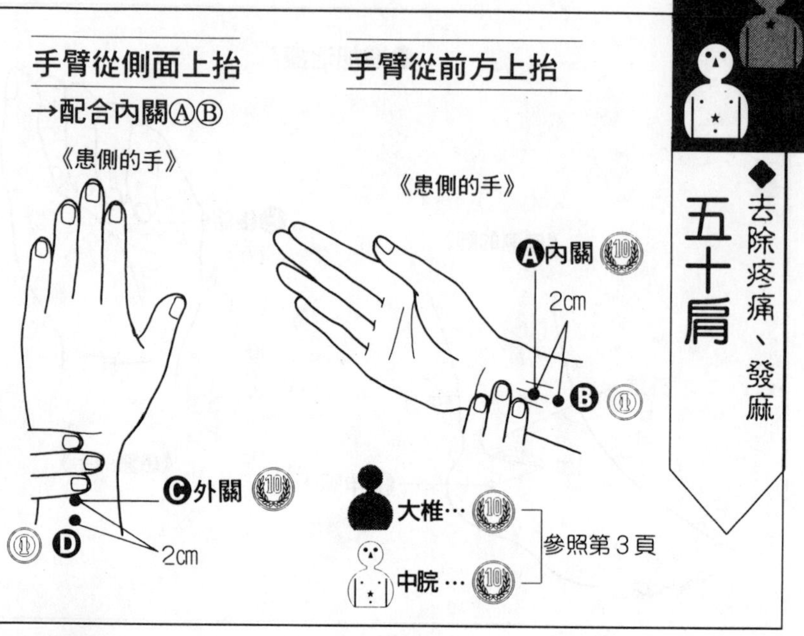

劇痛同時造成運動限制（痛到手臂無法上抬）的五十肩，最初症狀是肩膀沈重、鈍痛、發冷，有一些輕微的前驅症狀，但是漸漸地不論往前或朝向側面、往後等，都會因為劇痛而沒有辦法上抬。別說是穿衣服了，連洗臉、梳頭都無法完成，令人非懊惱、生氣，這就是五十肩。

所謂五十肩，就是「肩關節油耗盡、石灰沈著引起發炎症狀的狀態」，但確實原因不明。因為以五十多歲的人較常罹患，因而有了這個症狀名稱，病名應該是「肩關節周圍炎」，如果條件齊全時，則四十多歲、三十多歲也可能會發病。

屬難症疾病，醫師也很難加以治療，現代醫學的藥物和注射都無效。

利用以下的治療使疼痛消失時，就能活動手臂，去除沈著的石灰等老廢物，就能完全治好了。

治療法

●使用的三大穴道

★大椎…貼十元硬幣。

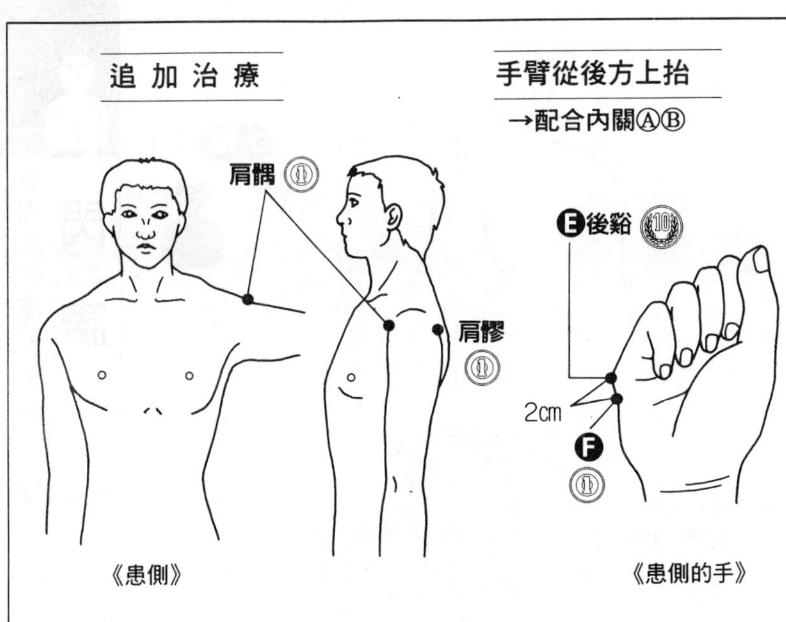

★中脘…貼十元硬幣。

●治療點

手臂往前上抬

Ⓐ**內關▼**最接近手掌的手腕皺紋的中央，三根手指的寬度的腱與腱之間…貼十元硬幣。

Ⓑ內關距離手肘二公分處，貼一元硬幣。這個治療在接下來敘述的從側面或從後面手臂上抬時也可以使用。

手臂從側面上抬

Ⓒ**外關▼**反轉手腕，在最接近手背的橫紋中央三根手指寬度的點…貼十元硬幣。

Ⓓ外關距離手肘二公分處，貼一元硬幣。

手臂從後上抬

Ⓔ**後谿▼**握手時，突出於小指側面的皺紋的前端…貼十元硬幣。

Ⓕ後谿距離手肘二公分處，貼一元硬幣。

※追加治療

治療後如果肩髃（手臂朝側面水平上抬時，肩關節前方的陷凹處）與肩髎（肩關節後方的陷凹處）殘留疼痛時，則疼痛點貼一元硬幣。

閃腰

◆去除疼痛、發麻

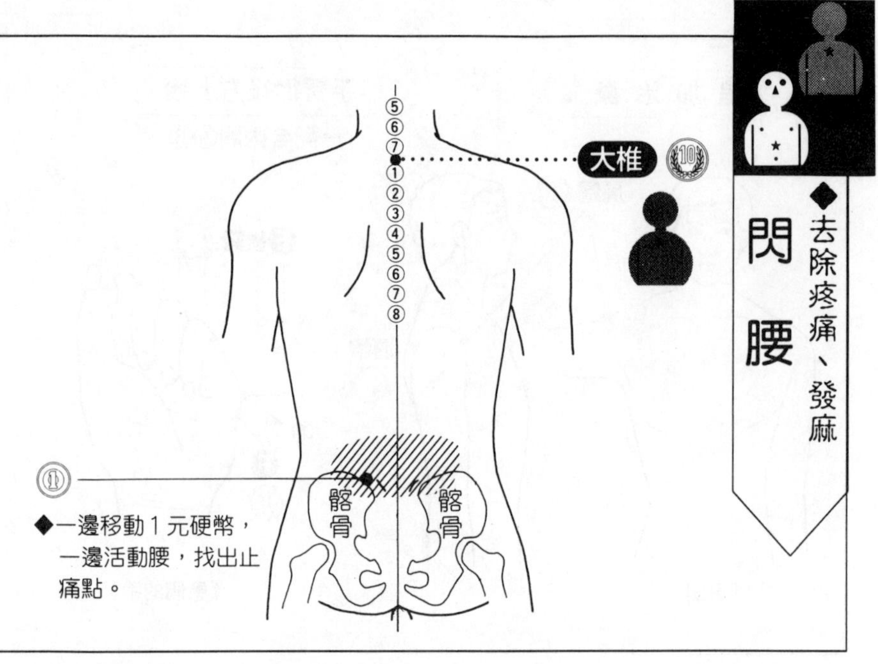

造成腰痛的主要原因是在脊椎和脊椎之間具有緩衝作用的椎間盤變形，或突出造成的椎間盤症、脊椎變形所引起的變形性脊椎症及骨質疏鬆症等。

一般而言，腰痛的原因大都是腰椎異常、腰部肌肉、韌帶的異常、神經痛、發冷、感冒、婦女病、泌尿器官系統的疾病、胃腸病等所引起的。此外，因為呼吸和動作的不平衡，也會造成腰椎異常而引起疼痛。

腰痛中的劇痛是急性腰痛，亦即所謂的閃腰。有一天想穿鞋子時突然有人叫你，要回頭時，或是趴下臉準備洗臉的瞬間，突然閃到腰，腰部產生劇痛，令你不知該如何是好。的確是非常疼痛的症狀。

談到腰痛，大家立刻會想到椎間盤突出，但是閃腰幾乎都是腰的肌肉痛。因為過度疲勞或運動不足，導致疲勞積存於腰部肌肉，在這種狀態下即使隨時出現腰痛也不奇怪，也就是屬於一觸即發的狀態，只等著一些引發的關鍵出現——只要有關鍵，連刷牙、穿鞋等都可能會引發腰痛。

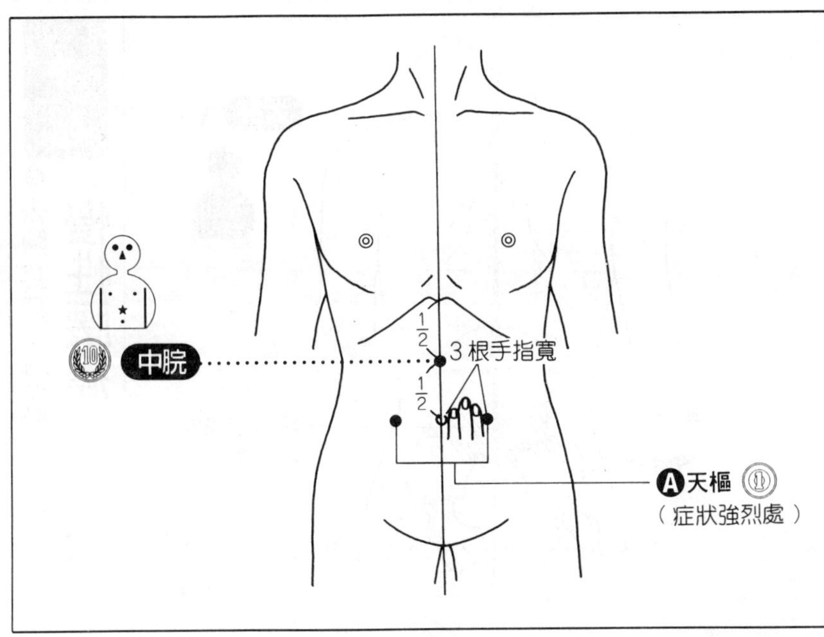

這就是腰的肌肉扭傷。

治療法

●使用的三大穴道

★大椎…貼十元硬幣。

★中脘…貼十元硬幣。

●治療點

腰痛點…貼一元硬幣。

＊但是，閃腰時通常整個腰都痛，無法指出某一處疼痛，所以不要立刻貼一元硬幣，在疼痛處的附近移動一元硬幣，活動腰以確認疼痛處，再用膠帶將硬幣貼在疼痛處。再度活動腰，如果還有疼痛處則再貼一元硬幣。

Ⓐ天樞▼距離肚臍左右三根手指寬的點…貼一元硬幣。

＊壓左右的天樞，比較一下是否感覺疼痛，過於柔軟或有酸痛的現象，在感覺強烈處貼一元硬幣。

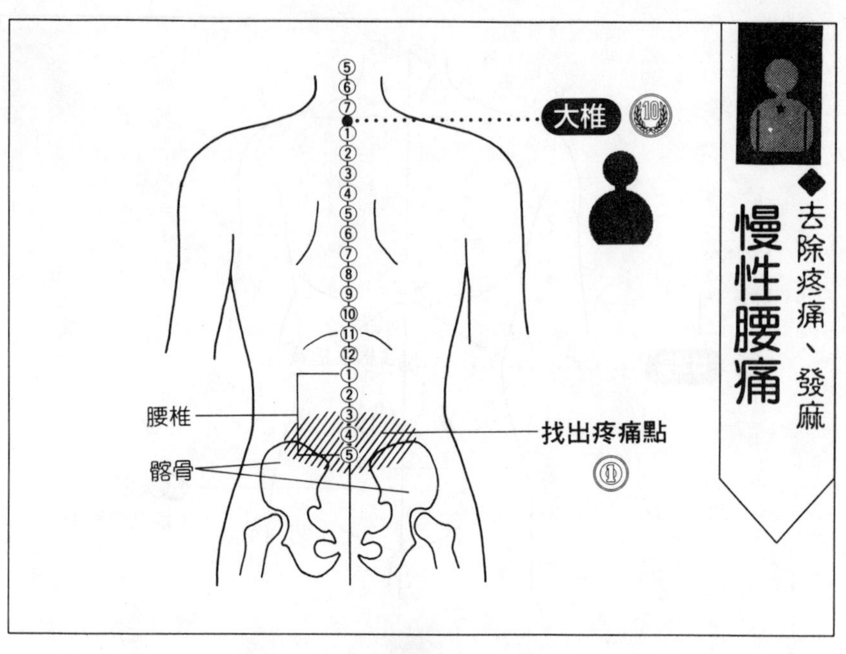

針灸院的患者御三家為肩痛、腰痛、膝關節痛。而腰痛可說是用雙足站立的人類之宿命病狀。

慢性腰痛包括早上睡醒時疼痛、腰前屈、後屈、朝左右扭轉時的疼痛或由站立的姿勢坐下、開始活動時所產生的疼痛等。

原因為除了先前敘述的腰椎異常外，也可能因為乘坐的車子彈跳或滑倒等，都可能引起腰痛。

治療法

●使用的三大穴道

★大椎…貼十元硬幣。

●治療點

確認疼痛點，貼一元硬幣。

＊由於不像閃腰會產生劇痛，因此用手指按壓腰椎兩側，左右髂骨連結的高度，確認感覺疼痛處，當成治療點。如果有複數治療點，則各處都要貼一元硬幣。

側頸部痛

◆去除疼痛、發麻

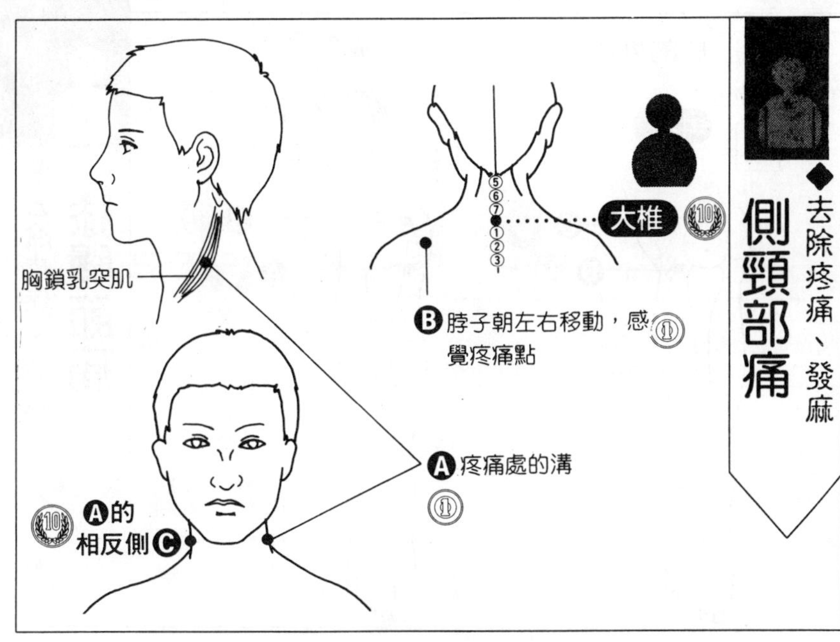

有的人覺得「總是感覺脖子疼痛……」，很多鄉下地方的患者會有這種毛病。可能是因為栽種果樹，頭必須經常往上抬，所以造成頸部肌肉疲痛，積存的乳酸使得血管或神經受到壓迫，而產生了疼痛。同樣地，如果長時間脖子朝同一方向工作的人，也會出現側頸部痛。

五十肩或揮鞭式損傷症等的治療後，側頸部還會殘留一些疼痛或拉扯感。這種疼痛和拉扯感無法去除，利用下述的方法就能輕易去除。

治療法

●**使用的三大穴道**

★**大椎**…貼十元硬幣。

●**治療點**

Ⓐ**側頸部的痛點**▼在側頸部（胸鎖乳突肌）疼痛處的溝…貼一元硬幣。

Ⓑ**肩背部的壓痛點**▼脖子朝左右轉動，感覺疼痛側的脖子根部按壓時出現的壓痛點…貼一元硬幣。

Ⓒ**側頸部痛點的相反側**▼如果疼痛側在右邊，則左側的側頸部…貼十元硬幣。

膝關節痛

◆去除疼痛、發麻

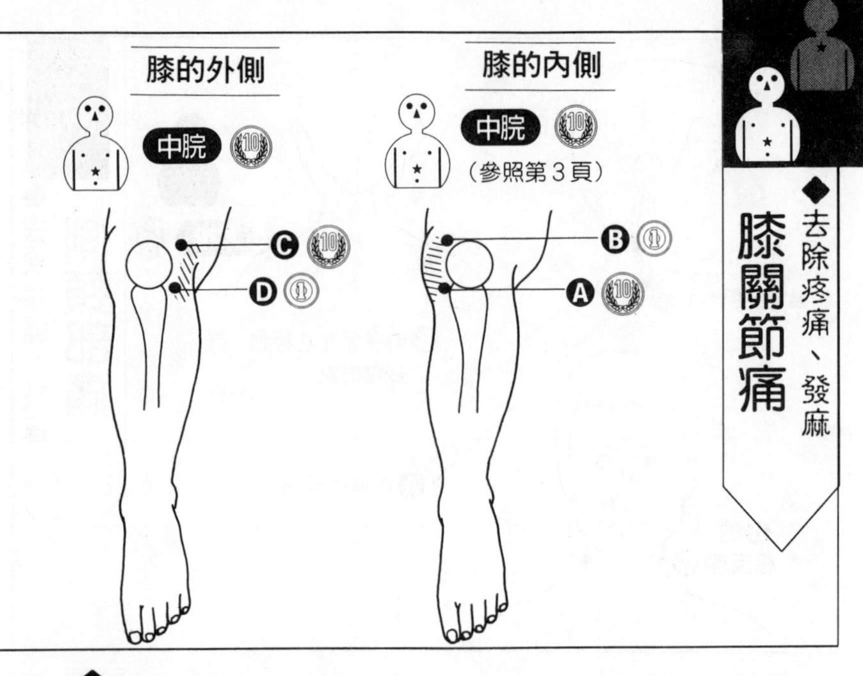

肩膀痠痛、腰痛、膝關節痛三大疾病在針灸院稱為「患者御三家」。罹患這三種疾病的患者非常多。

膝關節是由關節窩、骨頭、髕骨所構成的，支撐我們整個身體的體重，藉著屈伸、走路、運動、跑跳。所以負擔非常大。當然，骨頭會磨損、鈣質沈著、關節和肌腱容易受傷。

此外，關節和髕骨會出現細小的枝、骨脆弱、小骨片遊離，肌肉或韌帶老化、萎縮。

因為這個原因而出現疼痛或積水的現象。常見於老人身上的變形性關節症，不只造成疼痛，膝關節會變形，無法彎曲。前往醫院就診，但疼痛卻越來越嚴重，變形的情形也更為嚴重，醫師說：「因為長年使用，所以膝會受損。」似乎已經放棄治療。但是，膝是可以治好的。

藉著以下的治療，疼痛消失後要做輕微的運動，但是不能太過於劇烈。

治療法

●使用的三大穴道

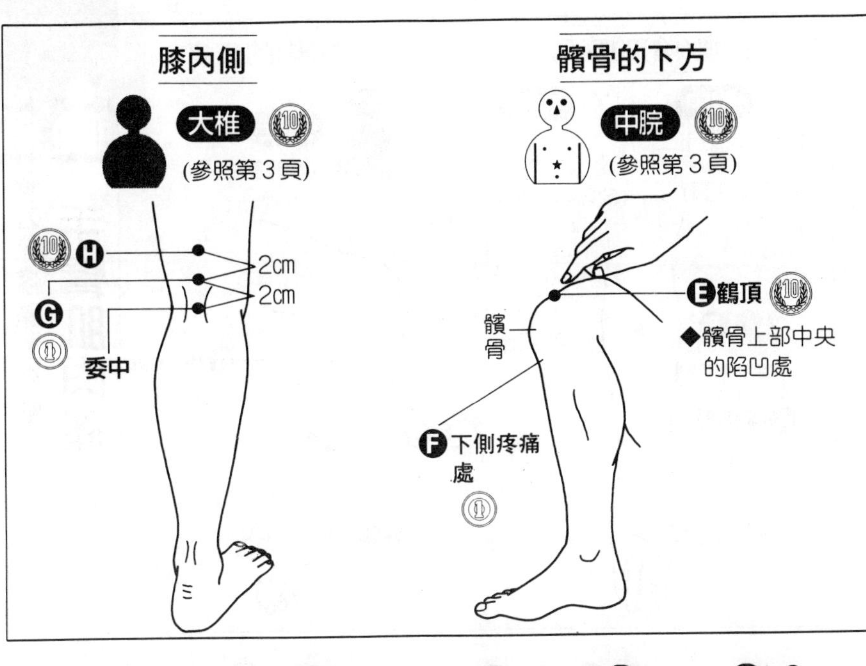

★中脘…貼十元硬幣。

●治療點

膝內側的疼痛

Ⓐ髕骨下方角…貼十元硬幣。

Ⓑ髕骨上方角與疼痛點…貼一元硬幣。

膝外側的疼痛

Ⓒ髕骨上方角…貼十元硬幣。

Ⓓ髕骨下方角與疼痛點…貼一元硬幣。

髕骨下方的疼痛

Ⓔ鶴頂▼膝直立，髕骨上部中央的陷凹處…貼十元硬幣。

Ⓕ膝下側疼痛處…貼一元硬幣。

膝內的疼痛

●使用的三大穴道

★大椎…貼十元硬幣。

●治療點

Ⓖ距離委中（膝後橫紋的中央）二公分處靠近大腿的部分…貼一元硬幣。

Ⓗ距離委中四公分處靠近大腿的位置…貼十元硬幣。

◆去除疼痛、發麻
手臂肌肉痛

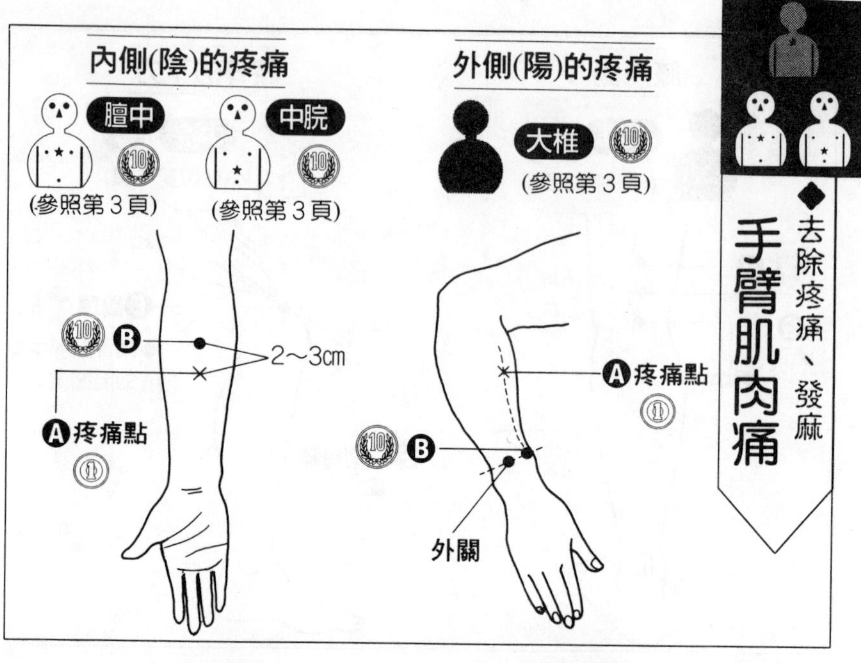

從事劇烈的運動時，肌肉會產生大量的疲勞素乳酸。乳酸壓迫血管或神經，引起倦怠或肌肉痛。二、三天就能痊癒，但是有些不是暫時性的，如果一直覺得手臂疲勞、疼痛，利用以下的治療有效。

治療法

手臂外側的疼痛

●使用的三大穴道
★大椎…貼十元硬幣。
●治療點
Ⓐ疼痛點…貼一元硬幣。
Ⓑ疼痛點手腕朝外關的高度線上挪移，貼十元硬幣。

手臂內側的疼痛

●使用的三大穴道
★中脘…貼十元硬幣。
★膻中…貼十元硬幣。
●治療點
Ⓐ疼痛點…貼一元硬幣。
Ⓑ距離疼痛點肩膀二～三公分處，貼十元硬幣。

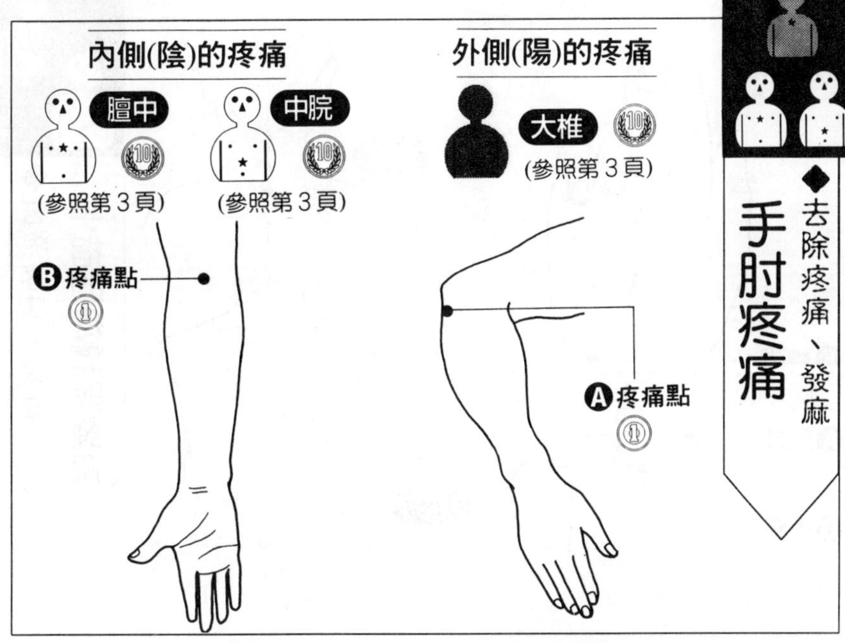

◆去除疼痛、發麻

手肘疼痛

伸直、扭轉、旋轉肘關節的機會較多的運動選手或職業人士，經常出現手肘疼痛。活動手肘時覺得疼痛，但是不需限制運動，即俗稱的網球肘。在運動中產生劇痛，手肘無法移動，就是關節鼠，由於肘軟骨剝離，挾住關節面所造成的。運動時會產生劇痛，同時會限制運動。

治療法

手肘外側的疼痛

●**使用的三大穴道**

★大椎…貼十元硬幣。

●**治療點**

Ⓐ手肘外側的疼痛點…貼一元硬幣。

手肘內側的疼痛

●**使用的三大穴道**

★中脘…貼十元硬幣。
★膻中…貼十元硬幣。

●**治療點**

Ⓑ手肘內側的疼痛點…貼一元硬幣。

＊手肘的外側、內側都殘留疼痛時，貼一元硬幣，在挾著骨的內側貼十元硬幣。

◆去除疼痛、發麻
手指的疼痛與發麻

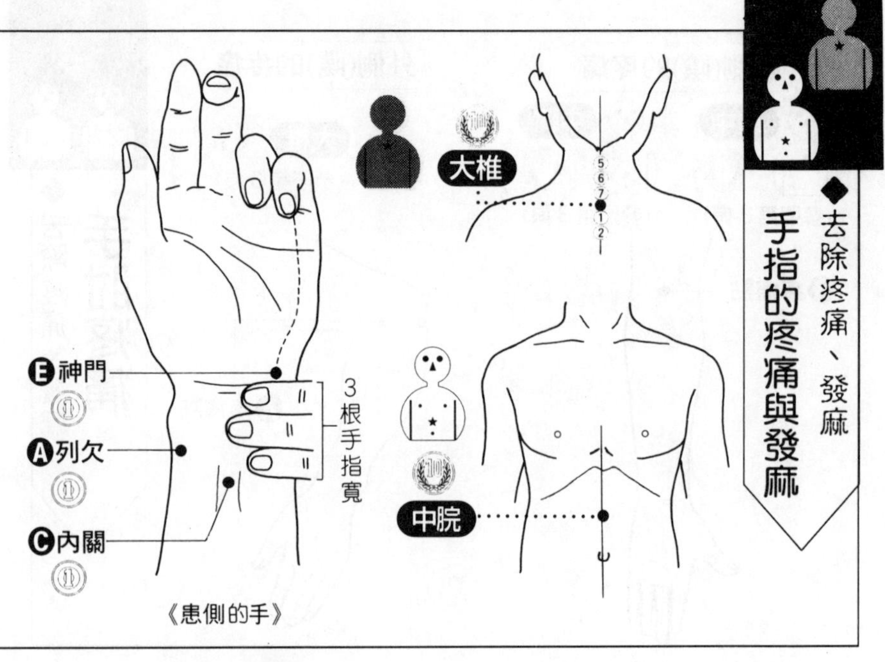

「手指疼痛、發麻」的患者不少。

治療腰痛或肩膀痠痛的患者，卻出現手發麻的現象，他們經常會說：

「醫師叫我吃這種藥。」

結果醫師給他的是血管擴張劑，可是疼痛和發麻的現象卻無法去除。

即使未遭遇交通意外事故、沒有受傷，可是卻會發麻，原因不明，可能是過度使用手指或是血液循環不良。因為不是嚴重的疾病，因此並未認真思考治療法。

針灸治療是一種不僅要去除原因，同時也要治療現在感到煩惱的症狀。以下的方法是無法治療手部疼痛、發麻患者的一大佳音。

治療法

●使用的三大穴道

★大椎：貼十元硬幣。

★中脘：貼十元硬幣。

●治療點

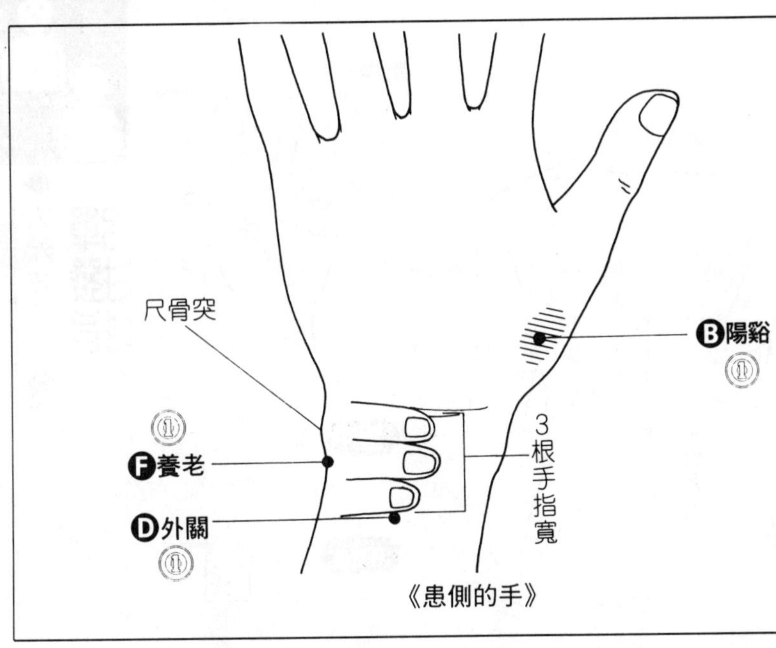

《患側的手》

治療點貼一元硬幣，在其上方靠近手肘側距離二公分處貼十元硬幣。

拇指的疼痛

Ⓐ**列欠**▼在橈骨莖突的內側，能夠把到脈搏的位置…貼一元硬幣。

食指的疼痛

Ⓑ**陽谿**▼豎立拇指，手指根部形成的陷凹處…貼一元硬幣。

中指的疼痛

Ⓒ**內關**▼距離手掌最近的橫紋中央三根手指寬的點…貼一元硬幣。

無名指的疼痛

Ⓓ**外關**▼距離手背最近的橫紋中央三根手指寬的點…貼一元硬幣。

小指的疼痛

Ⓔ**神門**▼從小指指腹往下到達手腕的橫紋連接點…貼一元硬幣。

Ⓕ**養老**▼手背側的手腕，尺骨突中央的縫…貼一元硬幣。

◆去除疼痛、發麻

彈撥指

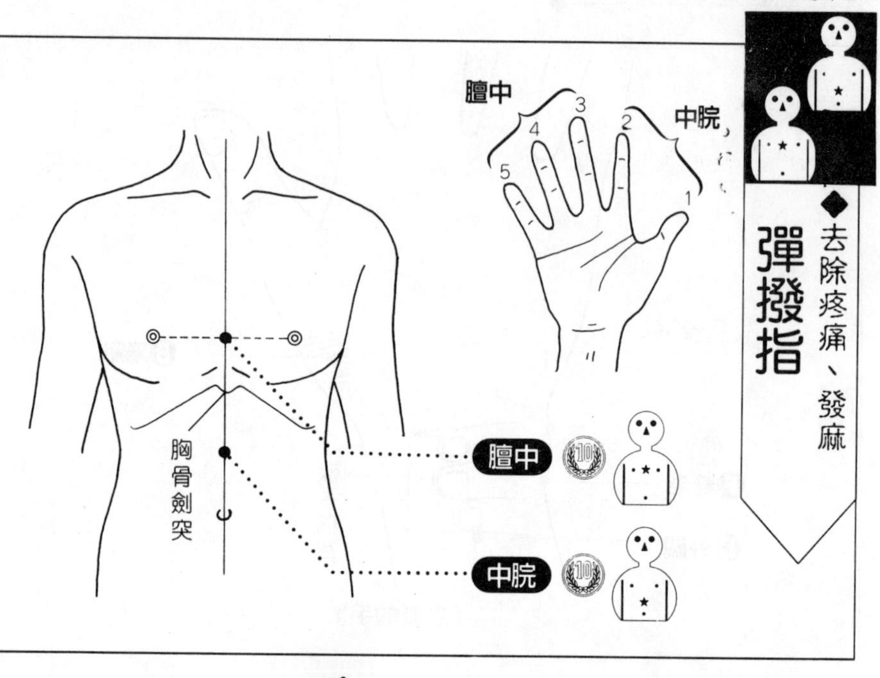

彈撥指就是指關節的運動機能障礙，以中年婦女較常見。發症大都以拇指、中指、無名指較多。想將彎曲的手指伸直時，到了某種程度後卻突然不動了，如果勉強伸直，就會好像彈簧彈起來發出怪聲後才伸直。

酷使手指而導致腱鞘肥厚、覆蓋肌腱的鞘狹窄，造成屈伸困難為主要原因。如果勉強屈伸，則肥原部分碰到環狀韌帶，在通過韌帶時會形成摩擦音。

屬於難症中的難症，但以下的治療具有卓效。

治療法

●使用的三大穴道

第一指與第二指　**★中脘**…貼十元硬幣。

第三指～第五指　**★膻中**…貼十元硬幣。

●治療點

其次，在各治療點貼一元硬幣以後，距離手肘二公分處貼十元硬幣。

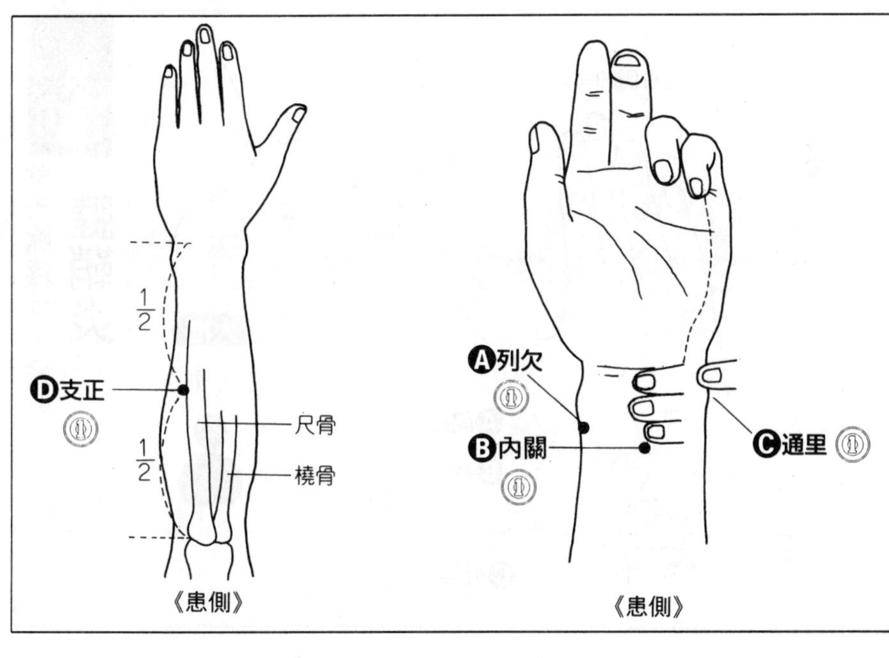

①第一指（拇指）
A列欠▼橈骨莖突的內側，能把到脈的位置⋯貼一元硬幣。

②第二指（食指）
A列欠⋯貼一元硬幣。
B內關▼最靠近手掌手腕的橫紋中央三根手指寬的點⋯貼一元硬幣。

③第三指（中指）
B內關⋯貼一元硬幣。

④第四指（無名指）
B內關⋯貼一元硬幣。
C通里▼小指指腹伸直朝下，距離手腕橫紋一根手指寬的點⋯貼一元硬幣。

⑤第五指（小指）
C通里⋯貼一元硬幣。
D支正▼手臂的側面稍微從手背開始，到前臂的中央直接碰到尺骨處⋯貼一元硬幣。

＊進行這個治療後，用一元硬幣輕輕撫摸患部一～二分鐘，就能減輕症狀。

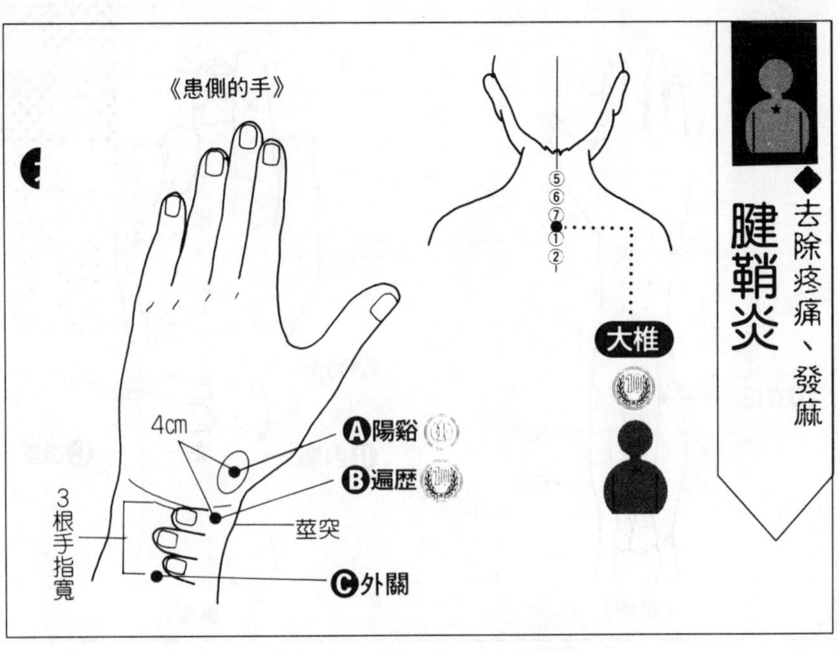

彈撥指的原因是肌腱肥厚，而腱鞘炎則是肌腱與包住肌腱的鞘之間的膜引起發炎症狀。主要出現在手的拇指，但是如果經常使用手指，則任何一指都可能會發生。醫院醫護人員可能會說「不要使用好了」，而使用濕布療法，但利用以下的治療法可產生速效。

治療法

●使用的三大穴道

★大椎…貼十元硬幣。

●治療點

Ⓐ**陽谿**▼豎立拇指時，手指根部形成的陷凹處…貼一元硬幣。

Ⓑ**遍歷**▼距離陽谿四公分靠近手肘點…貼十元硬幣。

Ⓒ**外關**▼按壓距離手背最近的橫紋中央三根手指寬的地方，利用牙籤用力按壓，會使拇指活動的肌肉，使拇指活動三十秒。同時按壓三根手指寬度的上方，用牙籤用力按壓活動的肌肉，使拇指活動。

◆去除疼痛、發麻
腳的疲勞

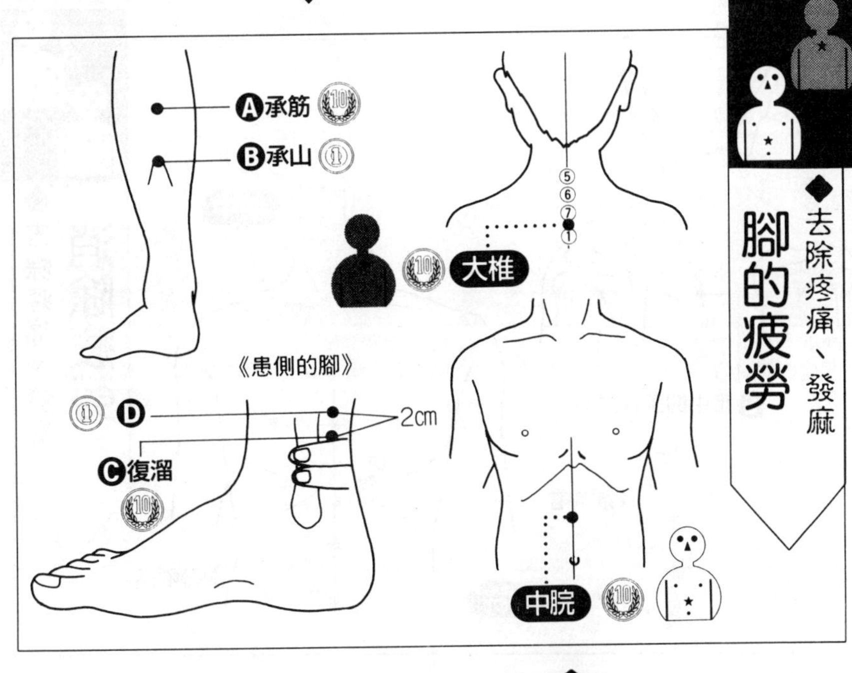

因為運動而使用腳時，有時從腳脖子到小腿肚、大腿及股骨會出現好像拉扯般的疲勞和疼痛感。與手臂的情形相同，是因為乳酸排泄不全所造成的，過了二、三天自然會痊癒，但是在這期間的疼痛很痛苦。這時可以進行以下的治療。

治療法

●使用的三大穴道

★大椎…貼十元硬幣。

★中脘…貼十元硬幣。

●治療點

Ⓐ承筋▼小腿肚隆起最高的部分…貼十元硬幣。

Ⓑ陽承山▼俯臥、腳尖伸直時，在承筋下方形成∧形的陷凹頂點…貼一元硬幣。

Ⓒ復溜▼從腳內踝的上緣距離膝二根手指的寬度，脛骨與跟腱之間的陷凹處…貼十元硬幣。

Ⓓ距離復溜二公分靠近膝的點…貼一元硬幣。

消除疲勞

◆去除疼痛、發麻

膻中

Ⓔ膻中的正後方

1㎝

Ⓕ鳩尾

中脘

胸骨劍突

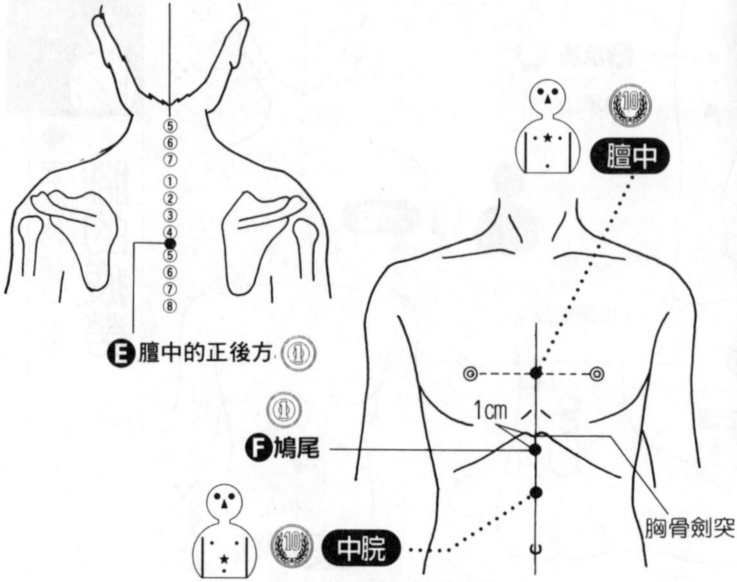

由於最近的ＯＡ化，導致頭腦疲勞與壓力倍增。肉體上的疲勞可在下班後喝點酒加以治療，但是孤獨的頭腦、神經的疲勞、內心深處的疲勞卻無法去除。一旦積存，會導致自律神經異常。

為避免這種情形發生，當天的疲勞一定要當天去除，不要留到隔天。

以下的治療納入了氣功中最困難的大周天、小周天的健康法。

●使用的三大穴道

★中脘…貼十元硬幣。

★膻中…貼十元硬幣。

●治療點

Ⓐ右手的後谿▼握手時，小指側面突出的皺紋前端…貼十元硬幣。

Ⓑ左腳的申脈▼腳的外踝下緣，距離中央一公分下方的陷凹處…貼一元硬幣。

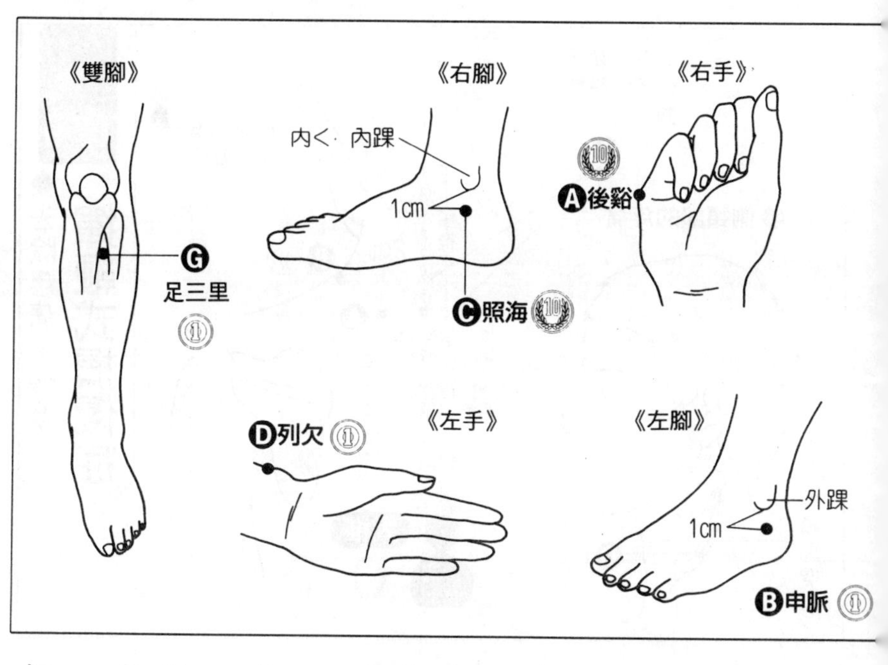

C右腳的照海▼腳的內踝下緣中央一公分下方的陷凹處…貼十元硬幣。

D左手的列欠▼橈骨莖突內側，能把到脈的地方…貼一元硬幣。

E膻中正後方背骨的陷凹處…貼一元硬幣。

F鳩尾▼胸骨劍突下方一公分處…貼一元硬幣。

G足三里▼膝蓋下緣抵住食指指尖關節（右腳時用左手），豎立指尖按壓，腳脖子會產生感覺處…雙腳貼一元硬幣。

＊進行這個治療，同時反覆五次的腹式深呼吸（隨著吸氣時腹部膨脹的深呼吸），然後靜靜地休息。

＊治療時間以三十分鐘為標準，觀察體調（甚至有些人就這樣睡著了，有些人則會出現心悸現象），可以延長治療時間。

＊此外，有心悸現象時，只要拿掉硬幣，或是把十元硬幣和一元硬幣調換位置，就能夠痊癒。

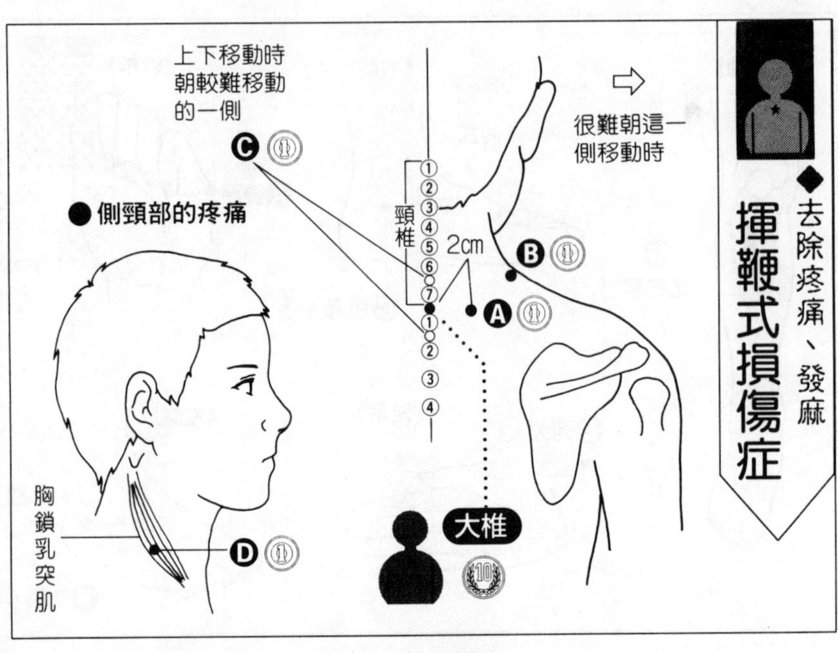

通常一般人都會認為揮鞭式損傷症是交通意外事故所造成的。

實際上，發生交通意外事故，尤其是遭到追撞時，九九％或多或少都會得揮鞭式損傷症。

揮鞭式損傷症是瞬間在頸部加諸激烈的前後運動，好像鞭子一樣，造成了頸椎的扭傷。如果條件齊備，在家中跌倒或絆到石頭跌倒，也可能會引起揮鞭式損傷症。被視為疑難雜症的揮鞭式損傷症，利用以下的治療就能痊癒。

治療法

●使用的三大穴道

★大椎…貼十元硬幣。

●治療點

Ⓐ在大椎側面頸部朝左右移動時，朝較難移動的一邊距離二公分處…貼一元硬幣。

Ⓑ頸部朝左右移動時的疼痛點…貼一元硬幣。

Ⓒ在大椎上或下的陷凹處，較難移動的一邊…貼一元硬幣。

●側頸部出現疼痛

Ⓓ側頸部（胸鎖乳突肌）的疼痛溝…貼一元硬幣。

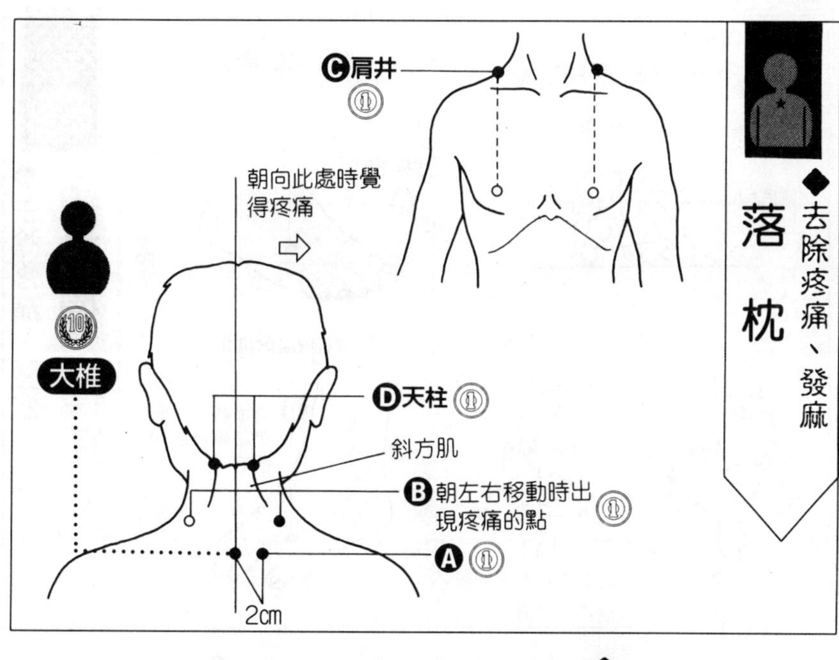

◆去除疼痛、發麻

落枕

落枕是因為以不自然的姿勢躺著，使斜方肌緊張而導致頸椎異常，引起落枕。

這時如果接受外行人的指壓，反而會使症狀惡化。

落枕時，要進行以下的治療。

治療法

●使用的三大穴道

★大椎…貼十元硬幣。

●治療點

頸部朝左右移動，仔細調查朝向那一方向時會感到疼痛。

Ⓐ大椎側面距離疼痛處二公分…貼一元硬幣。

Ⓑ頸部朝左右移動，出現在頸部根部的疼痛點…貼一元硬幣。

Ⓒ肩井▼距離肩稜線中央，靠近頸部的壓痛強烈點…貼一元硬幣。

Ⓓ天柱▼按壓枕骨下方陷凹處，覺得舒服的點（參照慢性頭痛的額部痛項目）…把一元硬幣貼在沒有頭髮的下方，或是按壓頭髮內，慢慢地轉動脖子。

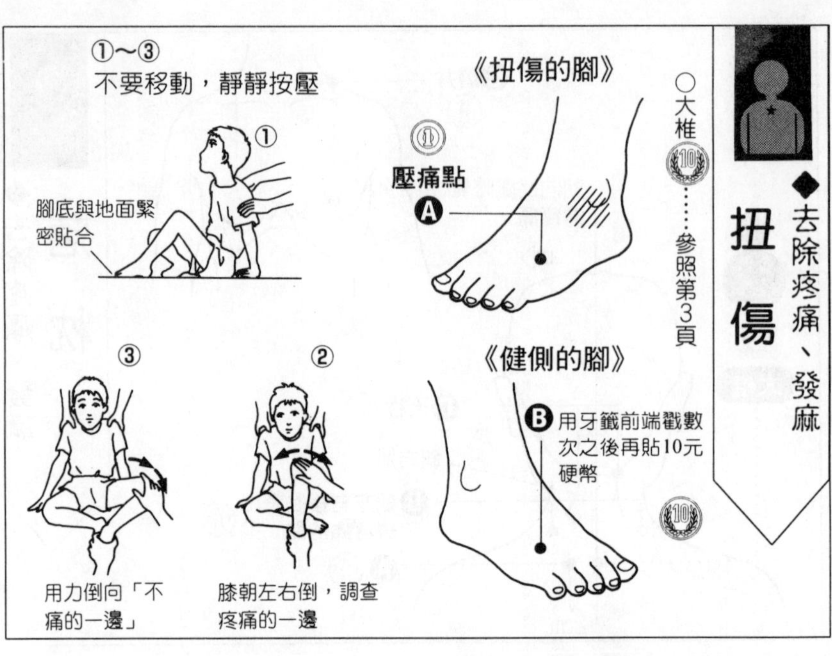

如果是扭傷了腳脖子，是因為超過了足關節的活動範圍，韌帶過度拉長而引起的。到接骨院需要花一個月的時間接受治療，但是進行以下的治療，只要一、二次就可以痊癒。

治療法

●使用的三大穴道

★大椎…貼十元硬幣。

●治療點

Ⓐ扭傷的腳背（患側）處的壓痛點，貼一元硬幣。

Ⓑ腱側的腳與Ⓐ相同的位置▼用牙籤前端用力戳幾次以後，貼十元硬幣。

①扭傷的腳腳底貼於地面，膝呈直角直立。

②緊緊按壓腳背，直立的膝朝左右倒，看倒向那一邊時會覺得疼痛。

③在①的狀態下緊緊壓住腳背，避免腳底鬆動。另一隻手握住膝蓋，朝「覺得不痛的一邊」倒三～四次，用力把膝壓倒。

◆去除疼痛、發麻

撞傷痛

○關於陰、陽的說明請參考第3頁

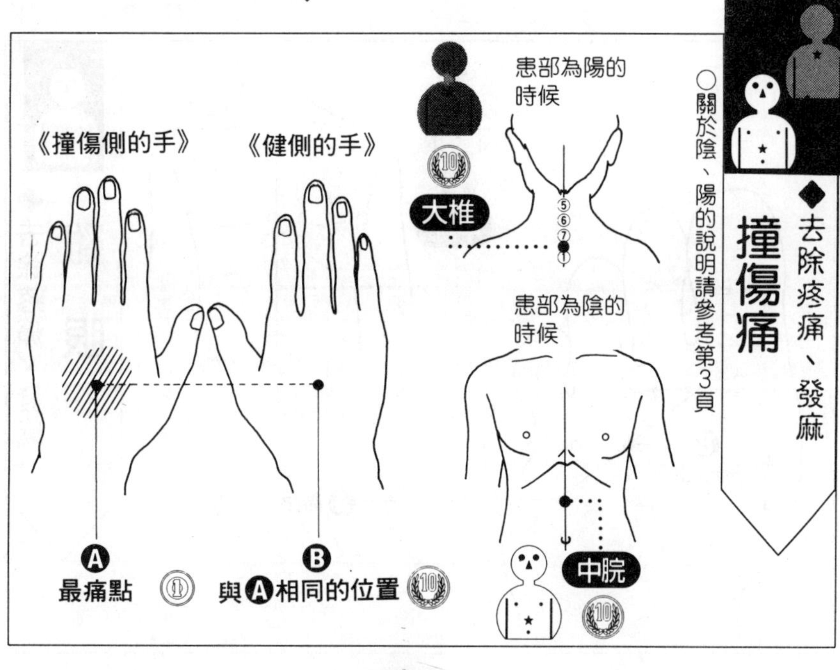

因為一些彈力而導致手、腳撞到東西，或是跌倒造成疼痛。有時候，彈力的力量非常大，因此撞傷痛會難以消除。

但是如果撞在右邊覺得疼痛，在左邊加諸相同的刺激，就能夠抵銷疼痛。進行這種均衡治療，就能夠輕易消除疼痛。

前些日子，我為一位「打保齡球跌倒，肋骨朝下撞到台子，呼吸時也會覺得疼痛」的朋友進行治療。結果這位朋友很高興地說：「謝謝你，我可以呼吸了」。

治療法

●使用的三大穴道

★大椎…貼十元硬幣（陽的部分時）。

★中脘…貼十元硬幣（陰的部分時）。

●治療點

Ⓐ撞傷疼痛點…貼一元硬幣。

Ⓑ與Ⓐ相反的手腳相同點…用牙籤尖端戳到感覺疼痛以後，貼十元硬幣。

＊仔細確認Ⓐ撞傷的疼痛點，在其相反側Ⓑ的位置畫上相同的記號，就比較方便了。

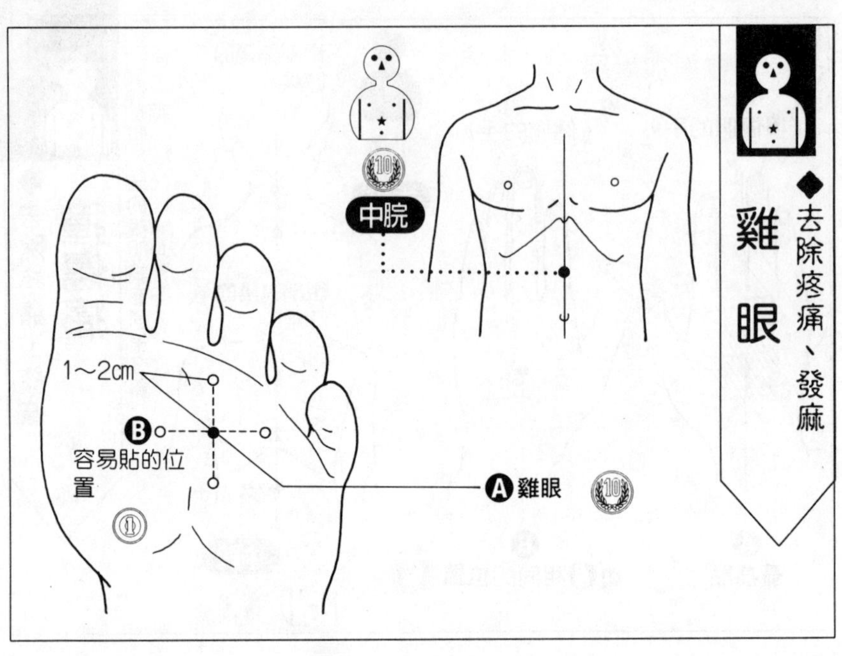

皮膚的某一部分長時間受到壓迫和摩擦等刺激，這部分的皮膚變厚變硬，如筆繭、鞋繭，以及最近的打麻將繭、打小鋼珠繭等都是。

「雞眼」和繭形成的原因是相同的，但是如果厚而硬的皮膚（角質層）不是出現在表面，而是深入皮膚深部就是「雞眼」。

主要是出現在腳趾和腳底，如大豆一般大，中心有如圓眼。以「腳底的雞眼」為代表，角質如楔狀，侵襲足底，走路時產生強烈的疼痛。

白天時在腳底或腳趾處貼硬幣，就機能或美觀而言都不適合，因此最好在就寢時治療。

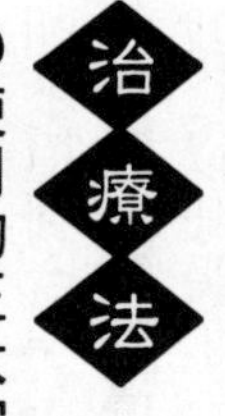

●使用的三大穴道

★中脘…貼十元硬幣。

●治療點

Ⓐ雞眼…貼十元硬幣。

Ⓑ雞眼側面左右上下距離一～二公分處，貼一元硬幣。

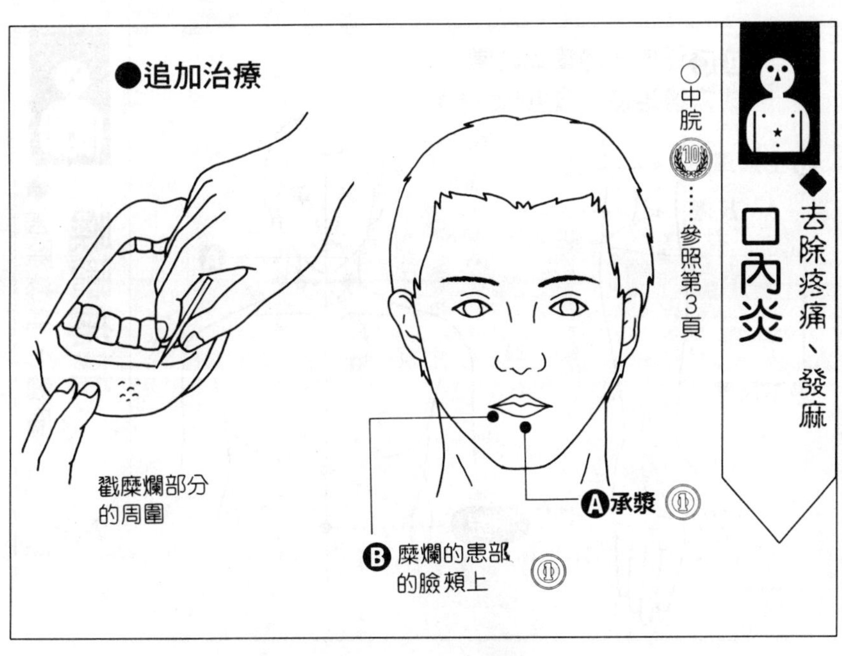

口中粘膜發紅，好像脫皮一般的糜爛、腫脹，出現如米粒一般的白色潰瘍。口中糜爛，因此進食時會有刺痛感。

口是胃鏡，因為吃感冒藥而損傷了胃，口中受傷，體力衰弱，口中的細菌出動而出現了潰瘍。此外，也可能是原因不明形成了口內炎。

接著，介紹讓患者高興的治療。

治療法

●使用的三大穴道

★中脘…貼十元硬幣。

●治療點

Ⓐ**承漿**▼在臉部的正中線上，下唇下方陷凹處的中央…貼一元硬幣。

Ⓑ**形成口內炎處**，從臉頰上方貼一元硬幣。

●追加治療

貼上一元硬幣以後，用清潔的牙籤前端清除因口內炎而糜爛的部分和周圍，使其稍微滲血。

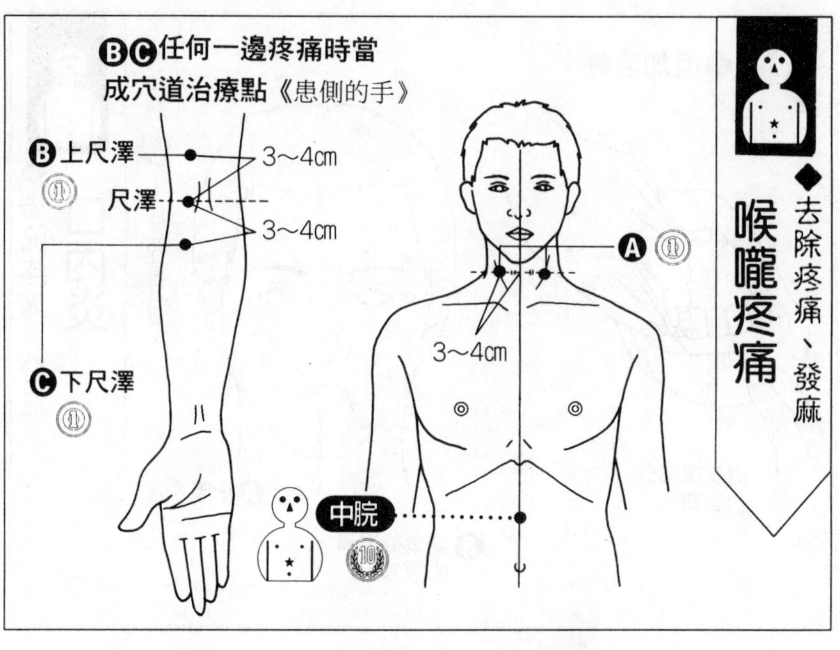

「雖然感冒好了，可是喉嚨乾乾地，疼痛一直持續著。」

很多人感冒會持續一週至十天，都是因為忽視感冒而自行治療，才會導致這種後果。

但是以下的治療很有效。

治療法

●**使用的三大穴道**

★中脘…貼十元硬幣。

●**治療點**

Ⓐ**頸部中央距離正中線左右三～四公分的疼痛點**…兩側貼一元硬幣。

Ⓑ**上尺澤**▼彎曲手肘時，內側中央有二條粗大的腱。拇指側外的是尺澤，從尺澤至距離肩膀三～四公分處有壓痛點…貼一元硬幣。

Ⓒ**下尺澤**▼從尺澤到距離手腕三～四公分處的壓痛點…貼一元硬幣。

＊調查上尺澤與下尺澤壓痛的程度，把疼痛較強烈的一處當成治療點。

去除疼痛、發麻

聲音嘶啞

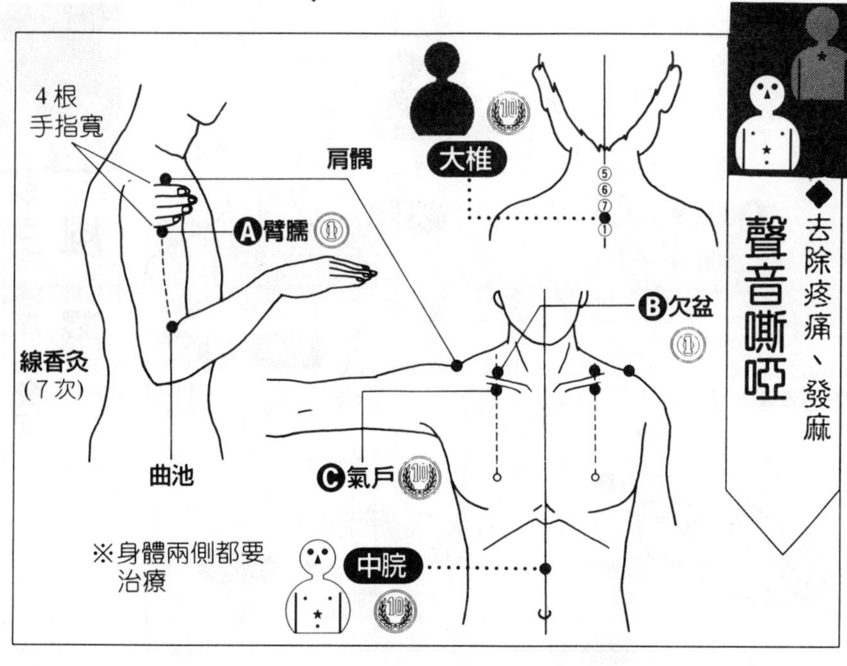

大聲討論，和朋友高談闊論，參加節慶時熱鬧的日子喉嚨痛，聲音嘶啞。

因選舉運動而聲音嘶啞時，進行以下的治療會令你感到高興。

治療法

●使用的三大穴道

★大椎…貼十元硬幣。

★中脘…貼十元硬幣。

●治療點（全都在身體的兩側）

Ⓐ**雙臂的臂臑**▼手臂水平上抬，在肩膀前端形成二個陷凹處，而在其前方的陷凹處是肩髃穴。從此處開始朝向手肘彎曲皺紋的頭（曲池），距離四根手指寬的點，感覺壓痛處用線香灸進行七次以後，再貼一元硬幣。

Ⓑ**二邊的欠盆**▼在乳頭線上鎖骨上方的陷凹處…貼一元硬幣。

Ⓒ**二邊的氣戶**▼欠盆下方隔著鎖骨處…貼十元硬幣。

◆去除疼痛、發麻

風濕

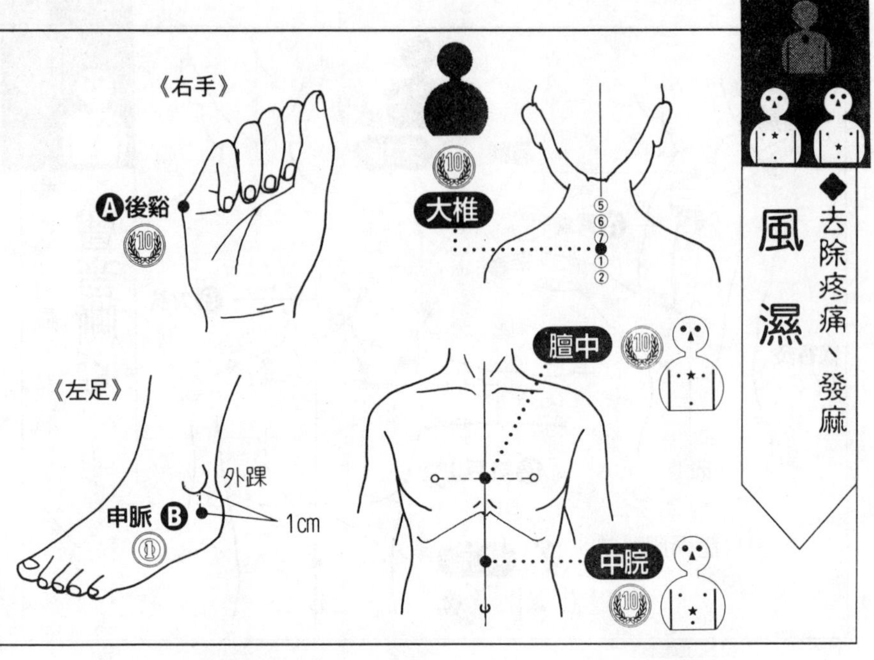

風濕的特徵是手腳關節左右對稱疼痛，而且會移動至全身的關節，但是不會侵襲到背、腰和手腳前端的關節，藉此而與其他的關節痛有所區別。

治療法

●使用的三大穴道

★大椎…貼十元硬幣。
★中脘…貼十元硬幣。
★膻中…貼十元硬幣。

●治療點

Ⓐ右手的後谿▼握手時，小指側面突出的粗大橫紋的前端…貼十元硬幣。

Ⓑ左腳的申脈▼腳外踝下緣中央下方一公分的陷凹處…貼一元硬幣。

手腕中央的疼痛

Ⓒ外關▼距離手背最近的橫紋中央，朝向手肘距離三根手指寬的點…貼一元硬幣。在其上方距離手肘二公分處貼十元硬幣。

Ⓓ內關▼距離手掌最近的橫紋中央，朝向手肘距離

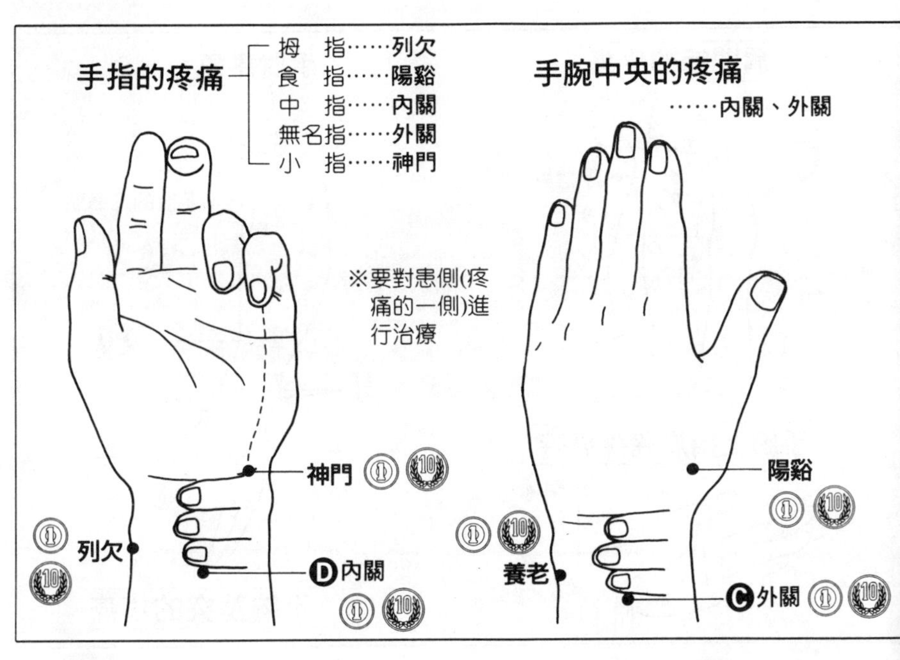

公分處貼十元硬幣。

三根手指寬的點…貼一元硬幣。在其上方距離手肘二

手指的疼痛（參照「手指的疼痛與發麻」）

在以下的治療點貼一元硬幣，而在其上方距離手肘二公分處貼十元硬幣。

①拇指・**列欠**▼橈骨莖突的內側，能夠把到脈搏處。

②食指・**陽谿**▼豎立拇指，手指根部形成的陷凹處。

③中指・**內關**▼最接近手掌的手腕橫紋中央，距離手肘三根手指寬的點。

④無名指・**外關**▼距離手背最近的橫紋中央，距離手肘三根手指寬的點。

⑤小指・**神門**▼從小指指腹延伸至手腕下方的橫紋交叉點。

⑥小指・**養老**▼手腕的手背側，尺骨莖突的中央裂縫。

手腕莖突的疼痛

拇指側、小指側的治療方法都相同。

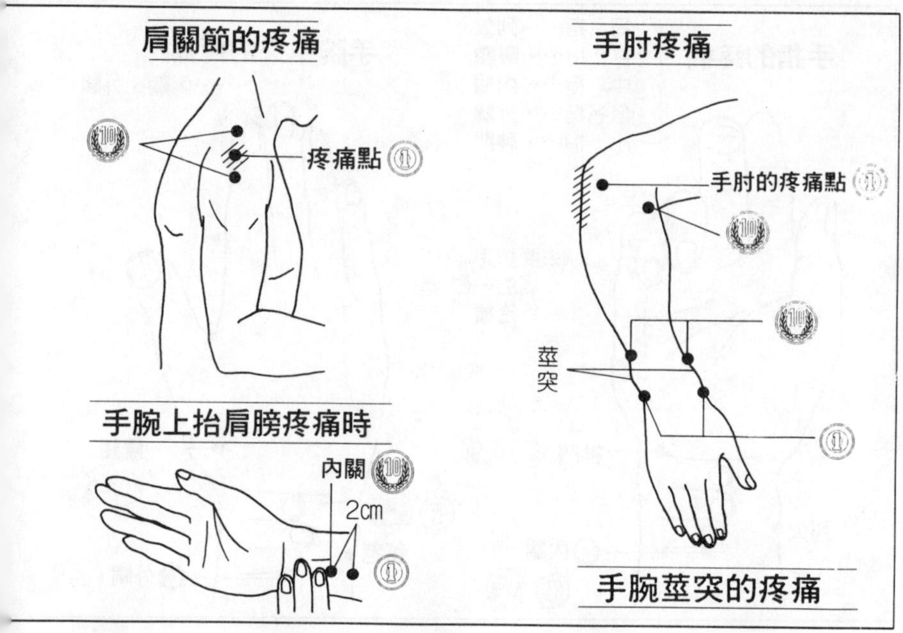

肩關節的疼痛

疼痛點 ①

手肘疼痛

手肘的疼痛點 ①

莖突

手腕上抬肩膀疼痛時

內關

2cm

手腕莖突的疼痛

①夾住莖突靠近手肘，貼十元硬幣。
②夾住莖突靠近手腕，貼一元硬幣。

手肘的疼痛

①手肘的疼痛點…貼一元硬幣。
②夾住疼痛點與骨，貼十元硬幣。

肩關節的疼痛

①肩的疼痛點…貼一元硬幣。
②疼痛點的上下…貼十元硬幣。

手臂上抬肩疼痛時

①內關…貼十元硬幣。
②距離內關二公分，朝向肩膀處，貼一元硬幣。

膝內側的疼痛（拇指側）

①髕骨下方角…貼十元硬幣。
②髕骨上方角…貼一元硬幣。

膝外側的疼痛（小指側）

①髕骨上方角…貼十元硬幣。

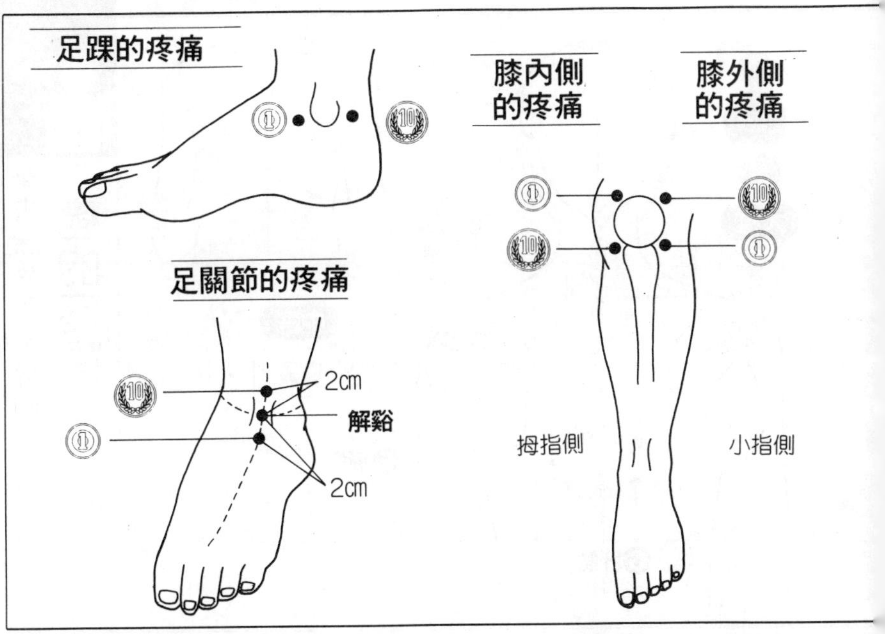

②**髕骨下方角**…貼一元硬幣。

足踝的疼痛

①**夾住疼痛足踝的腳跟側**，貼十元硬幣。

②**疼痛足踝的腳趾側**，貼一元硬幣。

足關節前的疼痛

①**解谿**▼腳脖子前面橫紋中央。此處是橫紋中，距離二公分朝向膝的方向的穴道，貼十硬幣。

②**解谿（橫紋的中央）距離腳趾二公分處**，貼一元硬幣。

＊不再感覺疼痛時，為了避免關節和肌肉僵硬，要作適度的運動。

風濕與神經痛的疼痛非常類似，但是神經痛強力按壓時會減輕，然而風濕按壓了疼痛反而會增加，所以必須嚴禁過度激烈的運動刺激。

癌的疼痛

◆去除疼痛、發麻

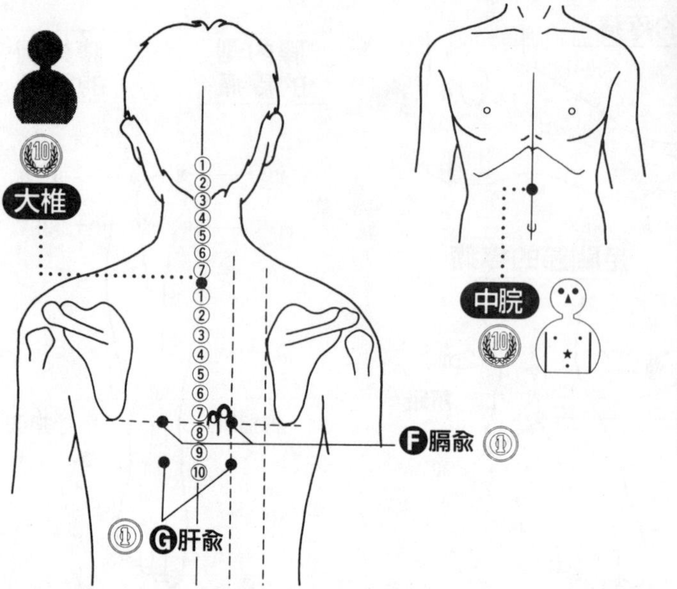

聽說癌症末期時會非常疼痛。前些日子，一位朋友的父親因癌症而逝世，這位朋友說：

「總之非常痛苦，是令人難以忍受的痛苦。真希望能為他止痛。」

他眼中含淚對我這麼說。

在序章中曾敘述過，罹患末期癌的兒子的父親在孩子住院期間，還是要求我勉強為他治療，「只要消除疼痛就可以了。」由此可知，的確非常疼痛。

這治療不可能治癒或減輕癌，卻能夠消除癌痛，使得與疾病搏鬥的生活更為輕鬆。

以下的治療是能夠停止肝癌的疼痛，令家人感到喜悅的治療法。

治療法

●使用的三大穴道

★大椎…貼十元硬幣。

★中脘…貼十元硬幣。

●治療點

Ⓐ左腳的公孫▼從腳拇趾根部（腳底心側）沿著蹠

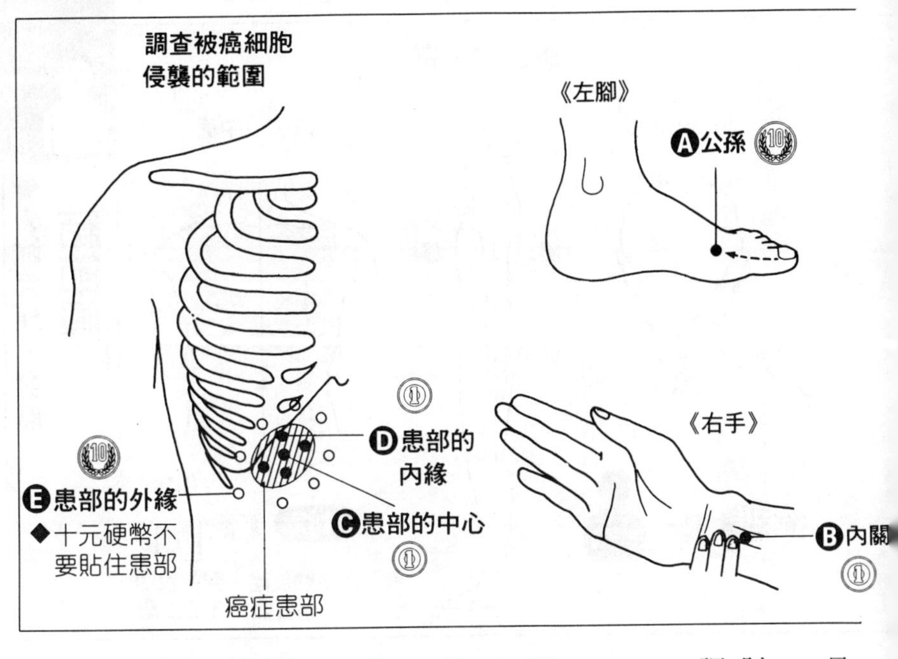

骨，手指往上摩擦，手指的停止點…貼十元硬幣。

B右手的內關▼最接近手掌的手腕橫紋中央，朝手肘方向距離三根手指寬的點…貼一元硬幣。

調查被癌細胞侵襲的範圍。

C患部中心，貼一元硬幣。

D患部內緣，貼數個一元硬幣。

E患部外緣，絕對不可以碰到患部，要貼數個十元硬幣。

F左右的膈俞▼肩胛骨左右下端連結線與背骨交叉的陷凹處開始，距離二根手指寬的點…貼一元硬幣。

G左右的肝俞▼膈俞的正下方，二條背骨下方陷凹處的高度…貼一元硬幣。

〔注意〕　我是利用力量的條件進行治療，但是我想利用十元硬幣和一元硬幣也能得到相同的效果。不過絕對不能弄錯十元硬幣和一元硬幣貼的場所。如果把十元硬幣貼於患部，一元硬幣貼於外緣，癌細胞會擴散。基於相同的理由，十元硬幣不能貼於患部。

◆去除疼痛、發麻

結節腫

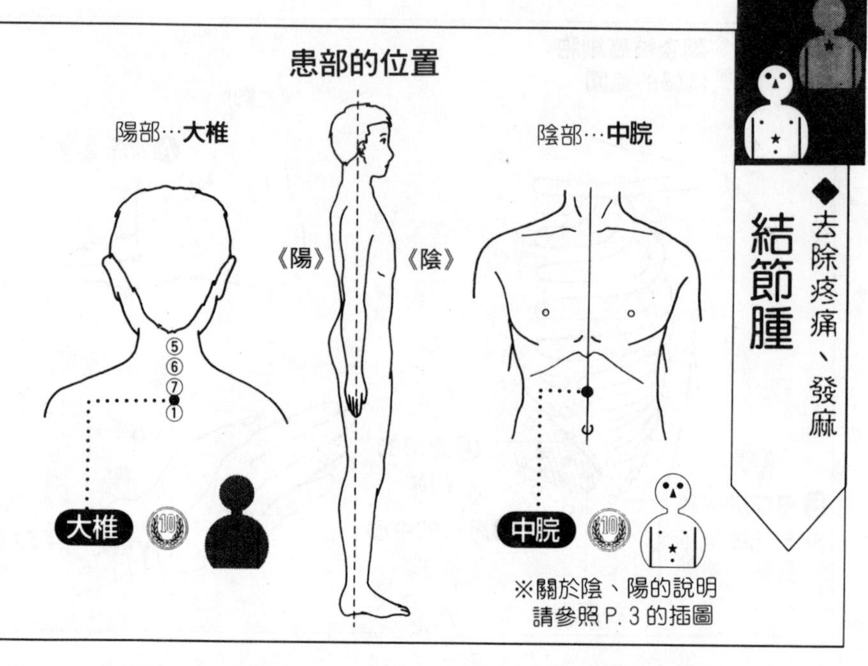

經常會看到手腕或腳脖子出現如乒乓球一般大的瘤的人。

瘤的內容是脂肪塊，觸摸時富有彈性，按壓時會縮進去，但是立刻又會恢復原狀。患部會產生壓迫感，不會感到有壓迫感，可是看起來很難看，會招來他人異樣的眼光，因此會使患者感到很困擾。

結節腫是關節囊或腱鞘的一部分變化而成的「瘤」，其中含有膠質。

也許是外傷、過度疲勞、體質等所造成的，不過真正的原因不明。年輕女性的手腕經常發生這種現象。

一般的治療是利用注射器取出內容物或將其擊潰，但是如果不取出囊（裝著膠狀脂肪的袋）則會再發，最後還是必須動手術取出整個囊。

不過已經發現了完全消除結節腫的方法。

以下的治療是我曾治療一位坐骨神經痛的患者時，看到他的手腕上出現如棒球一般大的結節腫。他說：

「醫院要我動手術，但是我不想在今年動手術，

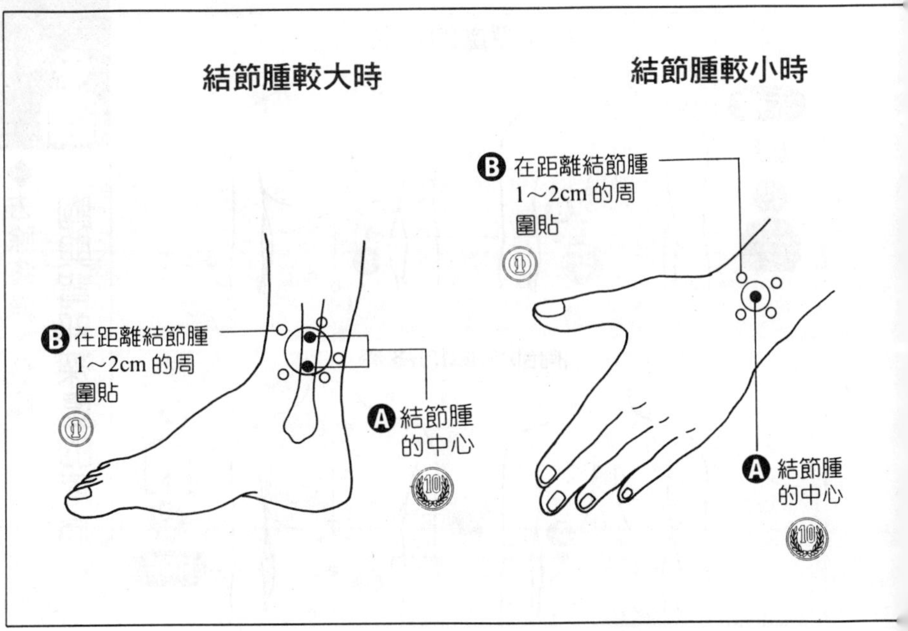

結節腫較大時

Ⓑ在距離結節腫1～2cm的周圍貼

Ⓐ結節腫的中心

結節腫較小時

Ⓑ在距離結節腫1～2cm的周圍貼

Ⓐ結節腫的中心

因而拒絕動手術，可是還是覺得很煩。」

我免費為他治療，一週以後就完全消失了。

「痛苦的回憶不再存在了。」

他覺得非常高興。

治療法

●使用的三大穴道

患部為陰的部分▼是**中脘**嗎？

患部為陽的部分▼是**大椎**嗎？

必須要事先觀察，決定哪三大穴道。

★**大椎**…貼十元硬幣。

★**中脘**…貼十元硬幣。

●治療點

Ⓐ**在結節腫的中心**，貼十元硬幣。

Ⓑ**距離結節腫一～二公分處周圍**，貼一元硬幣。

＊如果結節腫特別大，在結節腫中貼二個十元硬幣，周圍一元硬幣的數目也要增加。

◆去除疼痛、發麻

胸與背部深處的疼痛

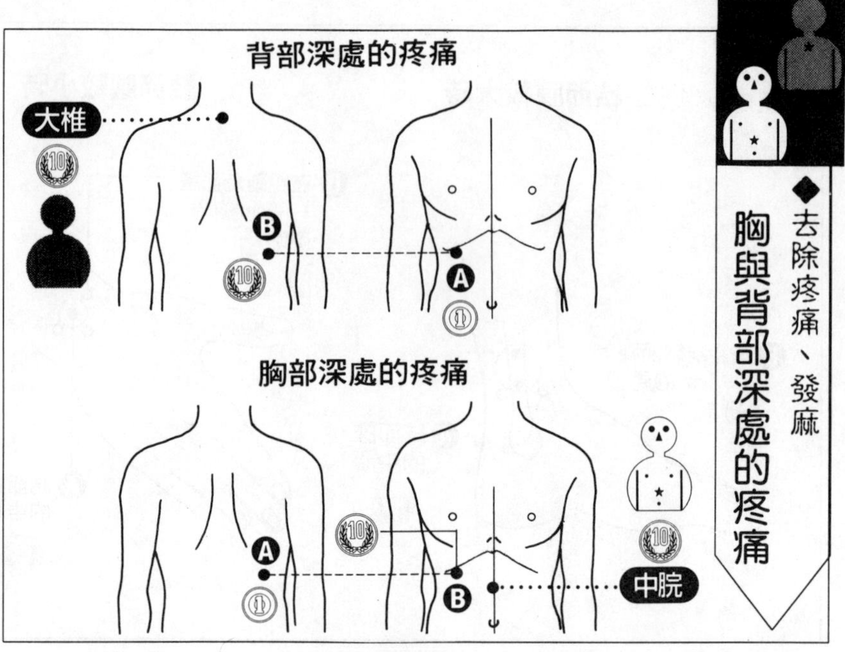

我們在進行治療時或治療結束以後，經常會聽患者說：

「雖然疼痛消除了，但是在深處還殘留疼痛感。」

治療胸部時，胸的深處；治療背部時，背部的深處還殘留疼痛感。

這殘痛無法消除。對患者而言，雖然不是劇痛，可是胸部的疼痛，尤其是胸部深處的疼痛會令人感到擔心。

進行以下的治療，就可以消除這些憂慮了。

治療法

●**使用的三大穴道**

「背部深處」覺得疼痛▼**大椎**

「胸部深處」覺得疼痛▼**中脘**

★**大椎**…貼十元硬幣。

★**中脘**…貼十元硬幣。

●**治療點**

Ⓐ**疼痛處**…貼一元硬幣。

Ⓑ**覺得疼痛的內側**…貼十元硬幣。

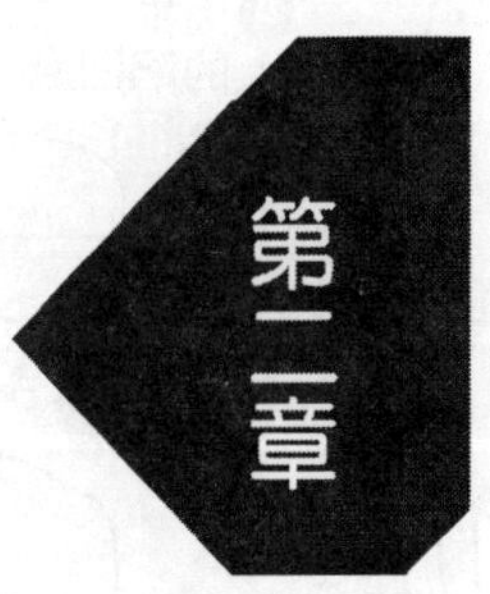

治療慢性病

◆慢性病

調整血壓

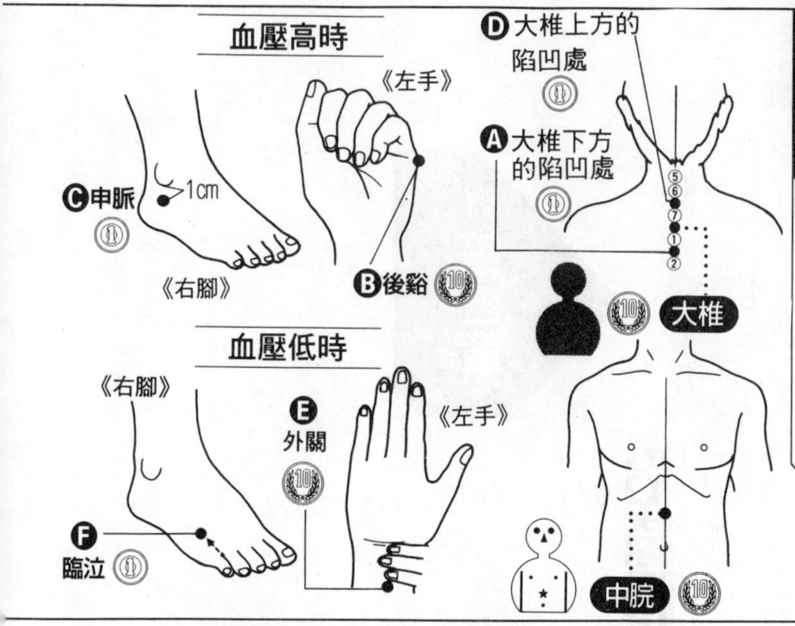

血壓高時
《左手》
Ⓓ大椎上方的陷凹處
Ⓐ大椎下方的陷凹處
Ⓒ申脈
1cm
《右腳》
Ⓑ後谿
大椎
血壓低時
《右腳》
Ⓔ外關
《左手》
Ⓕ臨泣
中脘

與年齡、性別無關，最高血壓一六〇以上，最低血壓九十五以上，稱為高血壓。最高血壓男子一〇五以下，女子一〇〇以下稱為低血壓。其中必須要特別注意的是容易誘發腦溢血的高血壓。

高血壓包括因腎臟病、荷爾蒙、血管異常等原因所引起的續發性高血壓，以及毫無原因，只有血壓較高的本態性高血壓。

一般所說的高血壓是指本態性高血壓。

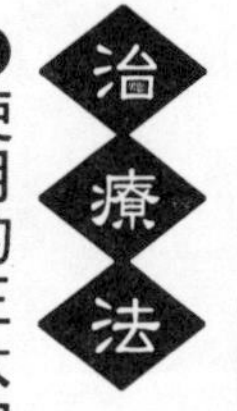

●使用的三大穴道

★大椎…貼十元硬幣。

★中脘…貼十元硬幣。

●治療點

血壓高時

Ⓐ大椎下方陷凹處…貼一元硬幣。

Ⓑ左手的後谿▼握拳，使小指側面形成粗大皺紋的前端…貼十元硬幣。

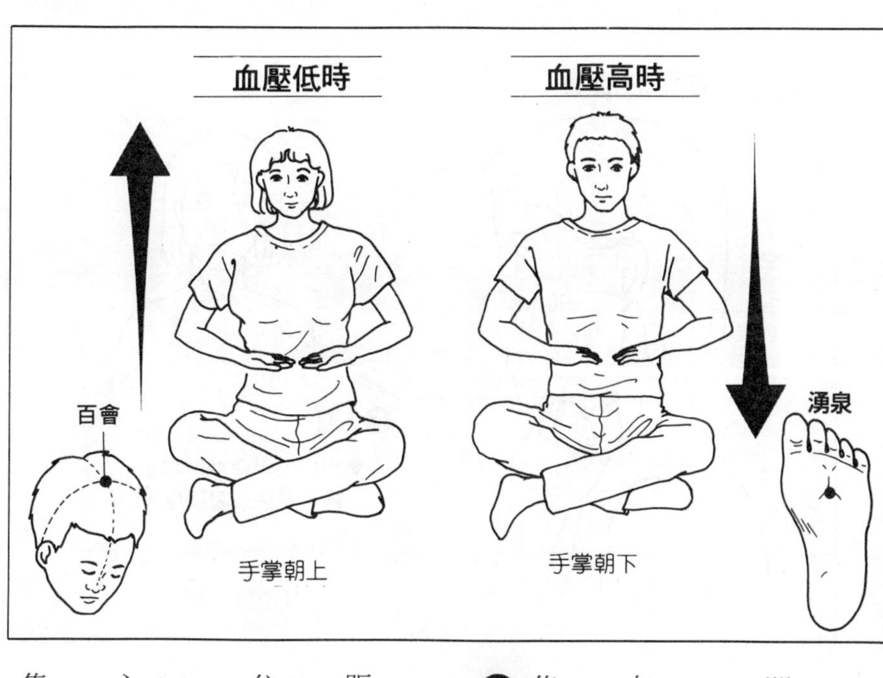

Ⓒ右腳的申脈▼外踝下緣距離中央一公分下方的陷凹處…貼一元硬幣。

進行這治療時，雙手手掌併攏，在神闕（肚臍）的三十公分前往下，心置於湧泉（足底的中心），在心中默念「血壓下降了」。

這時候不要想其他的事情，最重要的是心必須集中在腳底的中心。

血壓低時

Ⓓ大椎上方的陷凹處…貼一元硬幣。

Ⓔ左手的外關▼最接近手背的橫紋中央，朝向手肘距離三根手指寬的點…貼十元硬幣。

Ⓕ右腳的臨泣▼腳的第四趾與第五趾的趾股用手指往上擦，手指停止處…貼一元硬幣。

進行這治療時，雙手手掌併攏，在神闕（肚臍）的三十公分前朝上，心置於百會（頭頂的中心），心中默念「血壓上升吧！」

這時候不要想其他的事情，最重要的是要把心集中在頭頂的中心。

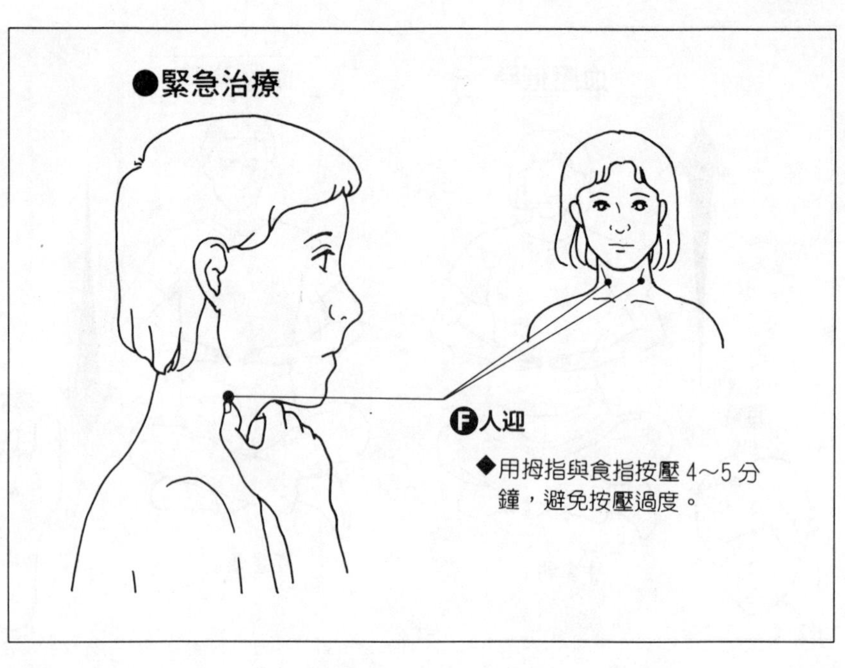

●緊急治療

血壓急速上升，再繼續上升時有生命之虞的緊急治療，就是使血壓下降的特效治療。

F人迎▼壓迫喉頭隆起（喉結）左右四～五公分處，感覺脈搏跳動處的點……這裡是內外頸動脈的分岐點，有調節血壓、血中氧等血液化學感受作用的頸動脈竇在此。用拇指和食指按壓跳動部四～五分鐘，直到呼吸不再覺得困難為止。

僅僅如此就能夠使血壓下降二十ＨＧ左右，但是不要用力按壓或長時間按壓，否則血壓會下降過度，必須注意。

高血壓的人不要喝咖啡或使用砂糖。低血壓的人使用鐵劑時，不可以併用茶或咖啡，否則會使效果減半。

血壓不論高低，即使最高血壓為一三〇，最低血壓為八十五，在正常值的範圍內，仍然會有人出現腦溢血的現象，所以必須要注意動脈硬化的問題，鞏固血管壁才能夠承受血壓的負荷。

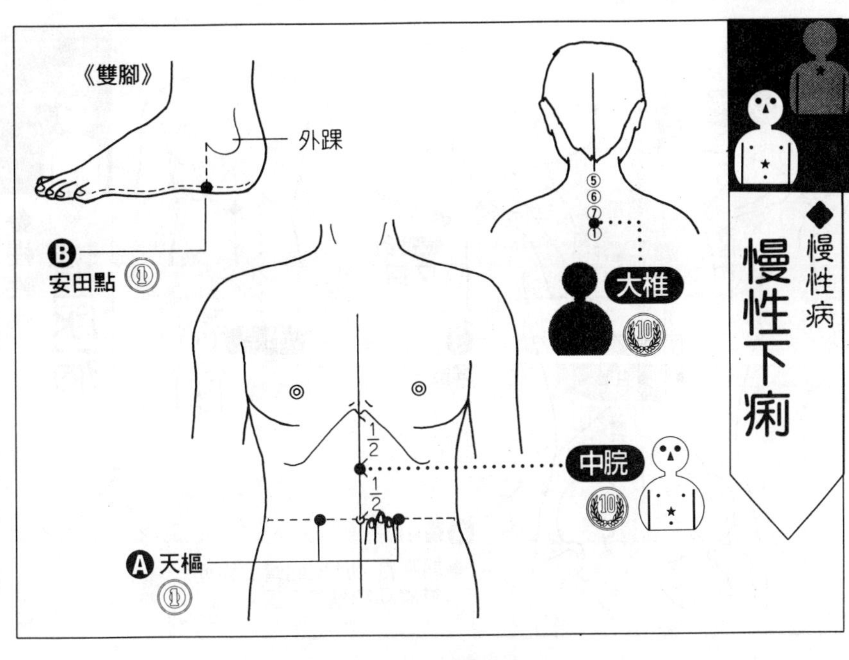

下痢包括傳染病等細菌性下痢，或是食物中毒、暴飲暴食、過敏等許多原因。總之，腸無法吸收水分，使糞便排泄掉，而引起下痢。

治療對象是指沒有這些特別原因，也沒有消化器官系統的異常，而只是容易下痢的人。

這些人大都是精神壓力、飲酒等不規律的生活態度，所造成的精神性下痢。

●使用的三大穴道

★大椎…貼十元硬幣。

★中脘…貼十元硬幣。

●治療點

Ⓐ**天樞**▼肚臍左右三根手指寬的點…貼一元硬幣。

Ⓑ**安田點**▼外踝前緣垂直朝下的線上，腳背和足底皮膚的交界處…貼一元硬幣。雙腳都可以使用。

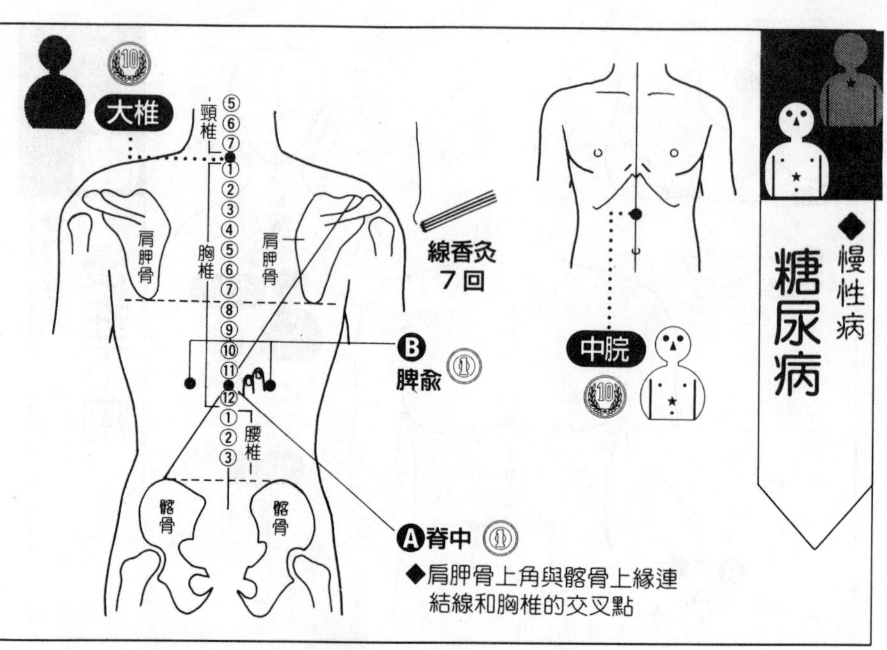

糖尿病的一般症狀為多尿、口渴、多飲、多食、體重減少、全身倦怠、陽痿、神經痛、牙齦鬆動、視力障礙、陰部發癢，容易長腫疱等。此外，容易化膿，因此罹患重病時，很難動手術。

糖尿病的特徵為高血糖（血液中的葡萄糖異常增高）和糖尿（尿中出現糖），而高血糖是由於胰臟所分泌的胰島素荷爾蒙不足所引起的。

一旦罹患糖尿病，一天只能夠攝取一千大卡的熱量，比安靜時所需要的熱量更少。肥胖是大敵，絕對要避免暴飲暴食。

治療法

●使用的三大穴道

★大椎…貼十元硬幣。

★中脘…貼十元硬幣。

●治療點

Ⓐ脊中▼第十一胸椎下方的陷凹處…使用線香灸七次，注意不要燙傷，然後再貼一元硬幣。脊中這一穴

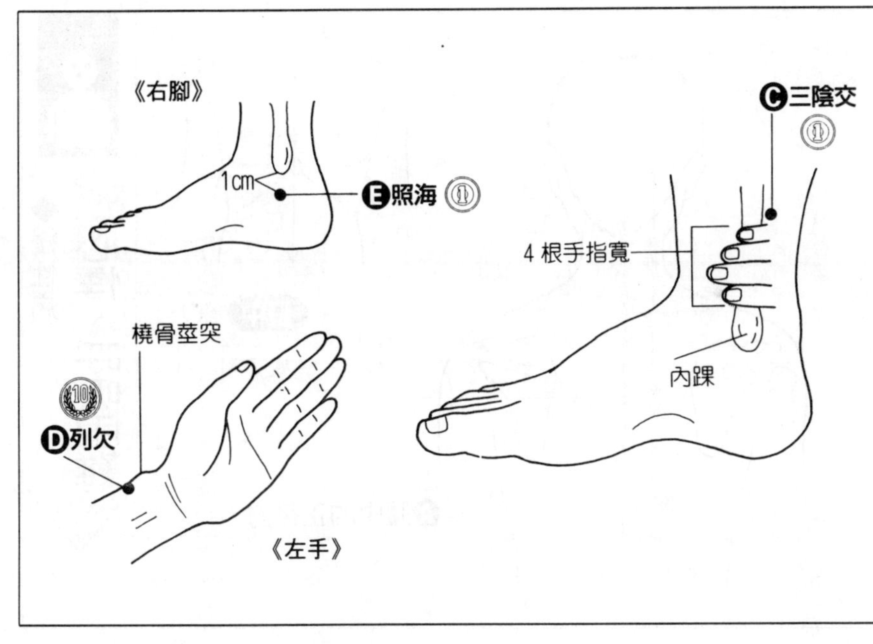

道是治療糖尿病的著名特效治療點。脊中的取穴（找尋穴道的方法）有二種，所以要事先決定容易取穴的方法。

①左右肩胛骨下緣連結線的高度，在第七、八胸椎之間。從這裡開始往下數四個脊柱下方的陷凹處，就是第十一胸椎的陷凹處。

②肩膀前端（手臂朝側面水平上抬時，在肩後側的陷凹處）與相反側髂骨的最高處的連結線，和胸椎交差處是第十一條胸椎，在其下方陷凹處就是脊中。

B左右的脾俞▼距離脊中左右二根手指寬的點…貼一元硬幣。

C三陰交▼內踝上方四根手指的寬度，沿著脛骨後方的點…貼一元硬幣。雙腳的三陰交都要使用。

D左手的列欠▼手腕內側，橈骨莖突內側可以把到脈的位置…貼十元硬幣。

E右腳的照海▼內踝下緣距離中央一公分下方的陷凹處…貼一元硬幣。要配合食物療法持續進行這治療。

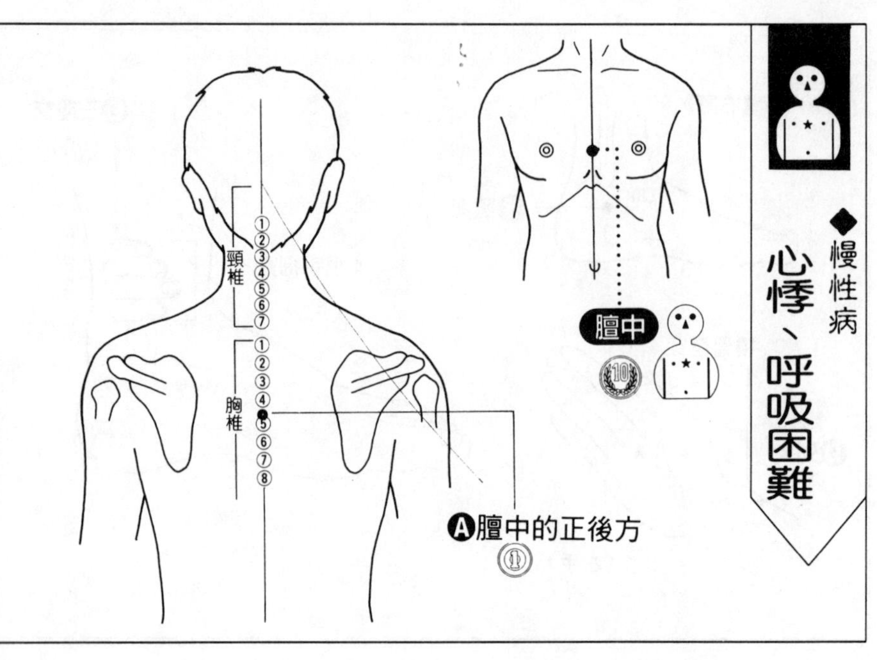

◆慢性病

心悸、呼吸困難

從事激烈運動時，或是爬較高的樓梯時，出現心悸或呼吸困難，相信每個人都曾有過這樣的經驗。

作激烈運動時，必須使大量血液循環，因此心臟與需要大量補給氧的肺的生理現象。但是正常的心臟如果爬二十或三十階樓梯，不會出現激烈的心悸或呼吸困難的現象。如果在這種程度下出現心悸或呼吸困難的現象，則可能是心臟肥大、心臟瓣膜症、狹心症等心臟機能異常所引起的。

但是有些人即使沒有任何理由，心臟也會突然快速跳動。突然覺得不安時，跳動得更快或出現呼吸困難的現象。心臟與生命有密切的關係，所以會感到不安與恐懼。可是接受檢查以後，醫師卻說「無異常」，這正是心臟神經症、心臟衰弱或自律神經失調所造成的。

心臟的發作在獨處時或夜半時分都可能會發生，因此即使認為是神經症或神經衰弱，也會因此而感到不安。

「在半夜因為心悸而清醒，會因為是否就這樣死掉而感到不安。」

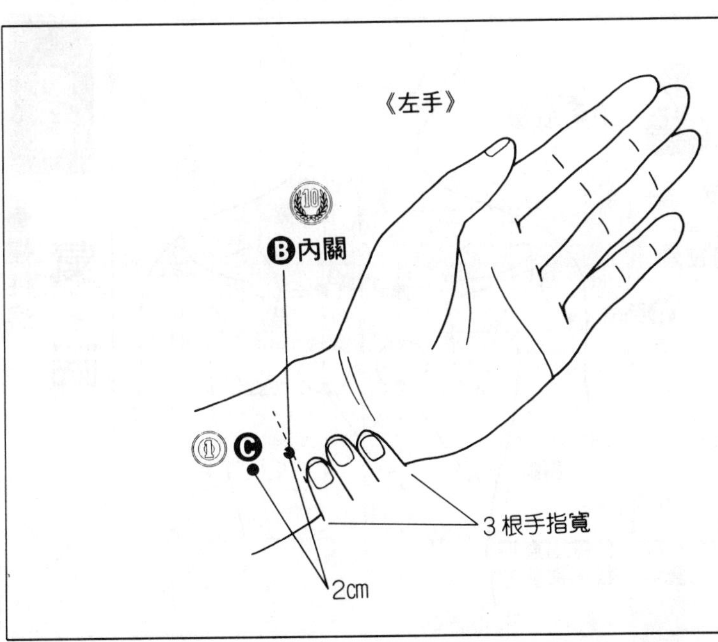

但是既然與心臟有關，當然要接受醫生的診察，並進行掃除不安的治療。

總之，以下的治療對心悸和呼吸困難具特效。

治療法

●使用的三大穴道

★膻中…貼十元硬幣。

●治療點

Ⓐ膻中的正後方…貼一元硬幣（大約為第四胸椎的下方）。

Ⓑ左手的內關▼最接近手掌的手腕橫紋中央，朝向手肘方向，距離三根手指寬的點，腱與腱之間…貼十元硬幣。

Ⓒ左手的內關朝向手肘距離二公分…貼一元硬幣。

＊貼硬幣以後，進行五次腹式深呼吸，靜躺下來。

●治療時間

治療以三十分鐘為標準。如果心悸和呼吸困難的現象都消失了，就拿掉硬幣。

◆慢性病
氣喘

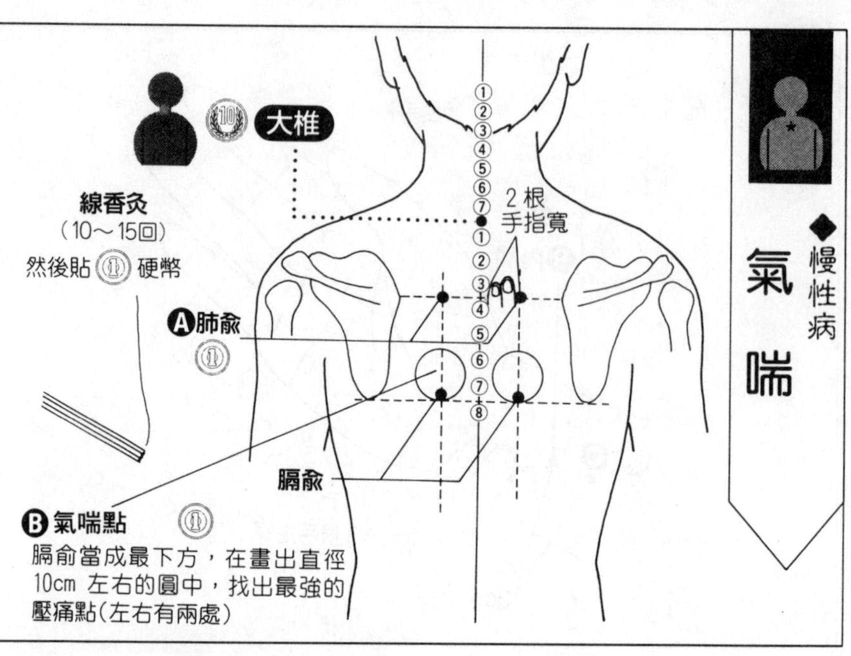

因為呼吸困難而無法躺下來，必須要起坐呼吸，坐在床上，靠著牆壁，才能夠呼吸。呼氣比吸氣更困難，會出現喘鳴和笛聲。因為苦悶的表情而發冷、發汗，看了都令人覺得很難過。

氣喘包括心臟性氣喘和尿毒性氣喘等。一般所說的氣喘是指支氣管氣喘。

氣喘是空氣進出肺部受阻，出現發作性的呼吸困難現象。大都發生在深夜，通常數分鐘就會停止，不過也有持續數小時，數天乃至數個月的例子。

原因有很多，其基礎就是氣喘體質，同時還包括內因性和外因性的氣喘在內。外因性的原因包括灰塵、食物、花粉、動物的毛、染料等；內因性的原因則是寒冷、感冒等。以下的治療具有特效。

治療法

●使用的三大穴道

★大椎…貼十元硬幣。

●治療點

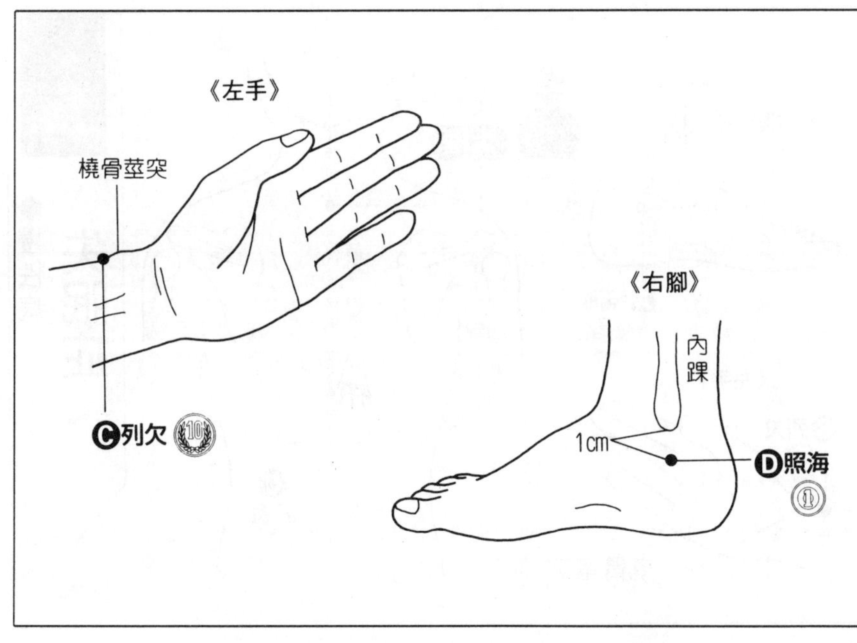

Ⓐ左右的肺俞▼距離大椎下方第三個陷凹處的中心，朝左右二根手指寬度的點…貼一元硬幣。

Ⓑ氣喘點…線香灸進行十～十五次，注意不要燙傷，然後再貼一元硬幣。

找尋氣喘點的方法

找出肩胛骨左右下端連結線與背骨交叉的點的陷凹處，從這裡開始左右二根手指寬度的點是膈俞。膈俞當成最下方，用手指按壓直徑十公分的圓形中，找出壓痛最強的一點（背骨左右二處）就是治療點。

這裡一定有壓痛點，不要只找一、二處就放棄了，一定要仔細地找。

Ⓒ左手的列欠▼在橈骨莖突靠近手肘的內側，能夠把到脈搏處…貼十元硬幣。

Ⓓ右腳的照海▼內踝下緣中央下方一公分的陷凹處…貼一元硬幣。

◆慢性病

失眠症

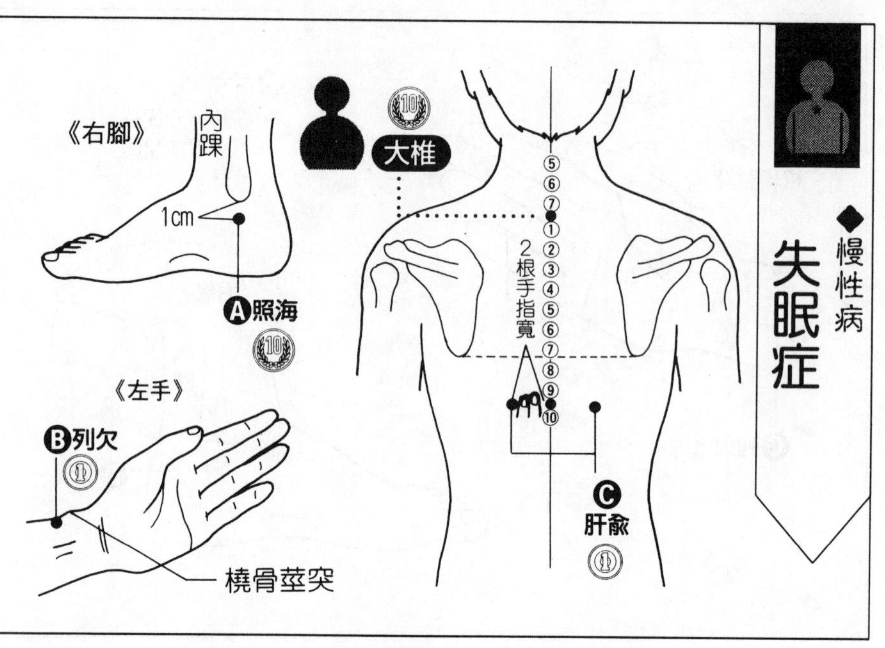

失眠症不是疾病，而是一種自認為「睡不著」的症狀，實際上卻睡著了。

治療失眠症患者的過程中，有些人在治療中就鼾聲大作了。

但是有些人覺得自己睡不著，因為失眠症狀而形成了不安感、頭痛、肩膀痠痛、手腳發冷、血氣上衝、焦躁等現象。這就是「病由心生」的代表症狀之一。

以下的治療能夠治療失眠症和神經症。

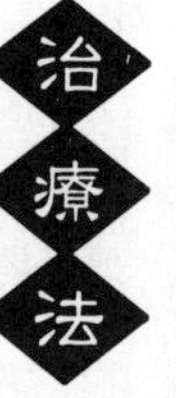

治療法

●使用的三大穴道

★大椎…貼十元硬幣。

●治療點

Ⓐ照海▼內踝下緣中央一公分下方的陷凹處…貼十元硬幣。

Ⓑ列欠▼橈骨莖突朝向手肘的內側，能夠把到脈的地方…貼一元硬幣。

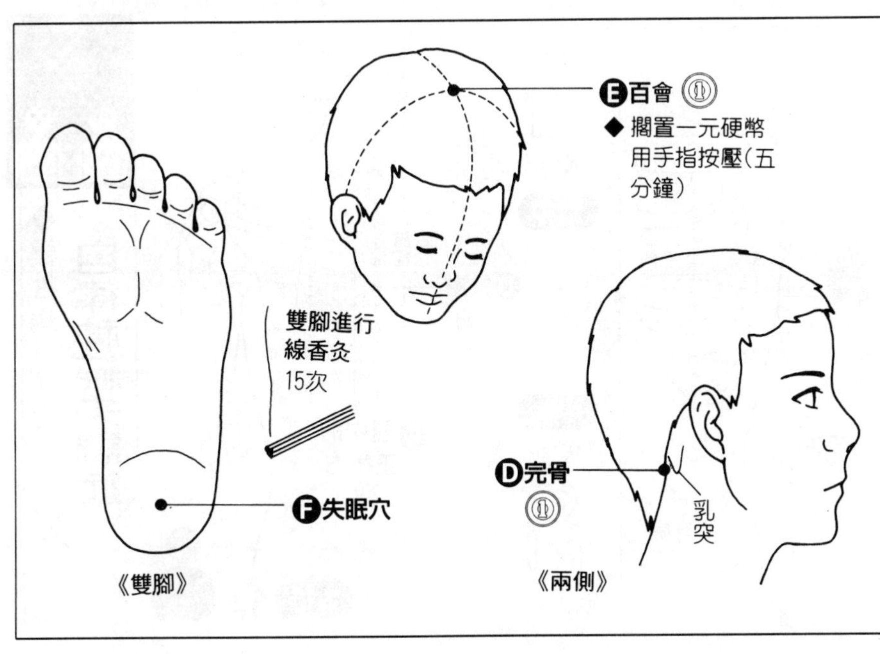

Ⓒ肝俞▼左右肩胛骨下緣連結線的高度，在第七～八胸椎之間。從這裡開始，脊柱下方第二個陷凹處（第九胸椎）的中央，朝左右距離二根手指寬的點…貼一元硬幣。

Ⓓ完骨▼耳垂後V字骨（乳突）下端往後上方一公分的陷凹處，用力按壓時，後脖頸會疼痛…貼一元硬幣。

Ⓔ百會▼左右耳尖（耳的上端最尖處）通過頭頂連結線與鼻正中線延伸至頭頂的線交叉處，會影響到頭的中心的點…擱置一元硬幣，用手指按住五分鐘。

Ⓕ失眠穴▼腳底腳跟的圓形中央…雙腳進行十五次線香灸。

＊躺到床上之後，進行腹式深呼吸（從鼻子吸氣時，腹部膨脹；從口中吐氣時，腹部陷凹的深呼吸），進行五～七次。這呼吸法不僅能吸入大量的氧，同時能使頭腦清晰，精神穩定。對於睡眠而言，這是最重要的。頭置於枕頭上，一切都變得無心，不要勉強自己睡覺，靜靜地在「百會穴上放一元硬幣」吧！

◆慢性病
自律神經失調症

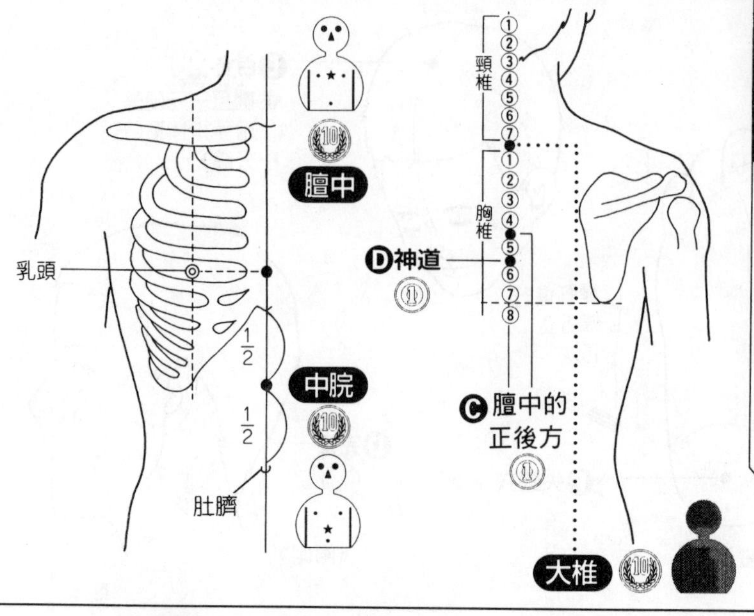

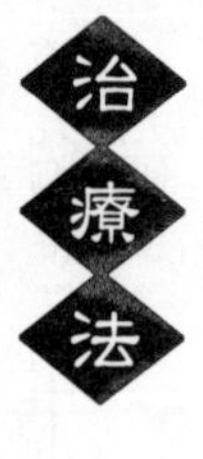

自律神經分為晝型的交感神經與夜型的副交感神經，是控制維持生命直接必要的功能，例如：呼吸、消化、吸收、分泌等的神經。與自己的意志無關，會發揮作用。

這神經會因為精神、肉體的壓力，而使神經機能紊亂，產生各種不快症狀，這就是自律神經失調症。

症狀包括倦怠、盜汗、輕微發燒、失眠、手腳發麻、腰痛、頭昏眼花、心悸、浮腫等，可以想到的疾病都包括在內。

以前有位女性患者在剛開始時有耳鳴現象，走路時覺得地面在搖晃，呼吸困難。到醫院去檢查卻無異常。某家醫院說她太胖，需要進行食物療法，結果只喝一杯果汁，身體虛弱。後來無法接受飲食，罹患了失眠症，容易疲勞，沒有氣力，從內心深處湧現不安。

治療法

●使用的三大穴道

★大椎…貼十元硬幣。

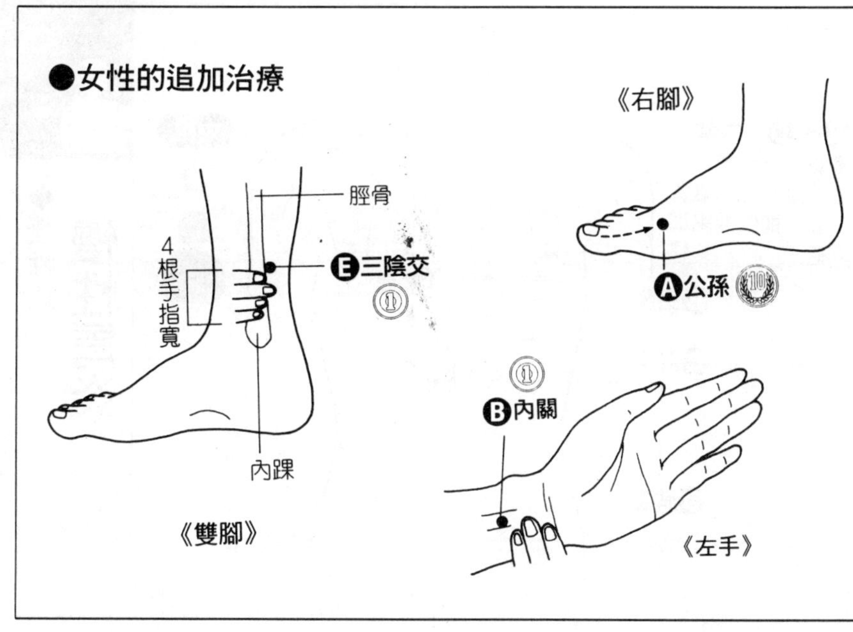

★中脘…貼十元硬幣。
★膻中…貼十元硬幣。

●治療點

Ⓐ**右腳的公孫**▼腳拇趾根部的關節（腳底心側）到蹠骨下緣，用手指往上擦時手指停留處…貼十元硬幣。

Ⓑ**左手的內關**▼最接近手掌的手腕橫紋中央，朝手肘方向距離三根手指寬的點，腱與腱之間…貼一元硬幣。

Ⓒ**膻中的正後方點**▼第四胸椎下方，神道上方的陷凹處…貼一元硬幣。

Ⓓ**神道**▼左右肩胛骨連結線的高度，第七～八胸椎之間。從這裡開始，脊柱上方第二個（第五胸椎）的陷凹處…貼一元硬幣。

Ⓔ**女性要加上三陰交**

▼內踝上方四根手指的寬度，沿著脛骨後方的壓痛點…貼一元硬幣。

＊出現其他症狀時，參照各治療項目進行治療。

◆慢性病
慢性胃炎

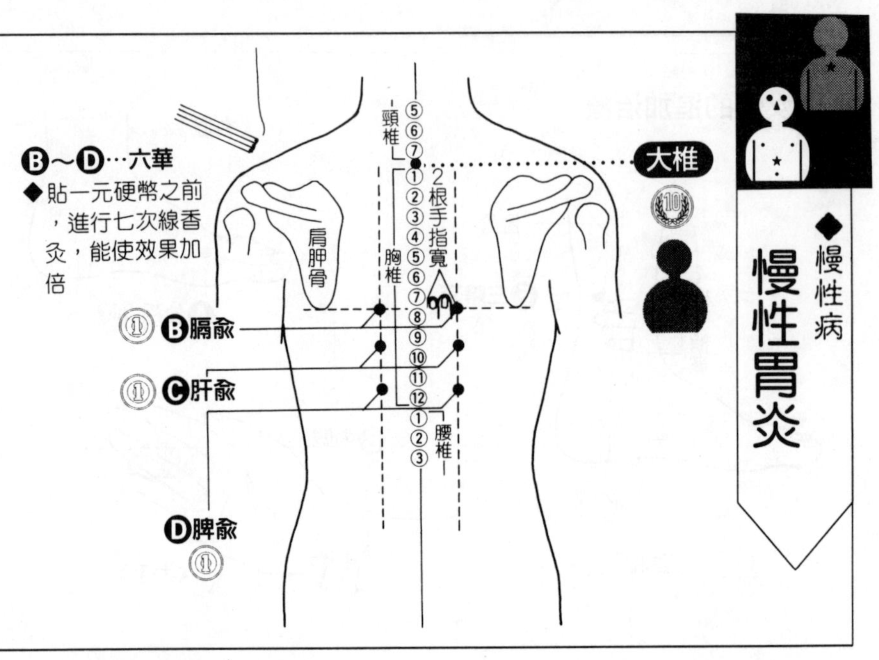

飯後數小時，覺得「肚子怎麼怪怪地」，突然覺得胃和下腹疼痛，想吐，同時產生便意，慌慌張張地跑到廁所去，結果下痢了。上吐下瀉，頻頻往返於起居室和廁所之間，同時還出現頭痛、鼓腸、倦怠，以及缺乏食慾的症狀。

急性胃炎反覆出現，就慢慢地演變為慢性胃炎。

慢性胃炎不像急性胃炎的症狀那麼激烈，但是胃部常會有鈍痛感，洗臉時覺得噁心，會有便秘或下痢現象。症狀並不激烈，但是卻有「胃癌預備軍」之稱，可能會形成胃潰瘍或胃癌。

胃炎的原因是喝酒或喝咖啡，吃了咖哩等刺激性較強的食物，暴飲暴食。吃了不成熟的水果，喝了太熱、太冷的飲料等等。但是過度疲勞、睡眠不足、精神的動搖、壓力等等，會對於當天的體調個人差造成很大的影響。換言之，即使飲食完全相同，有些人會罹患急性胃炎，有些人卻平安無事。

不論是慢性或急性，都採用相同的治療方法。

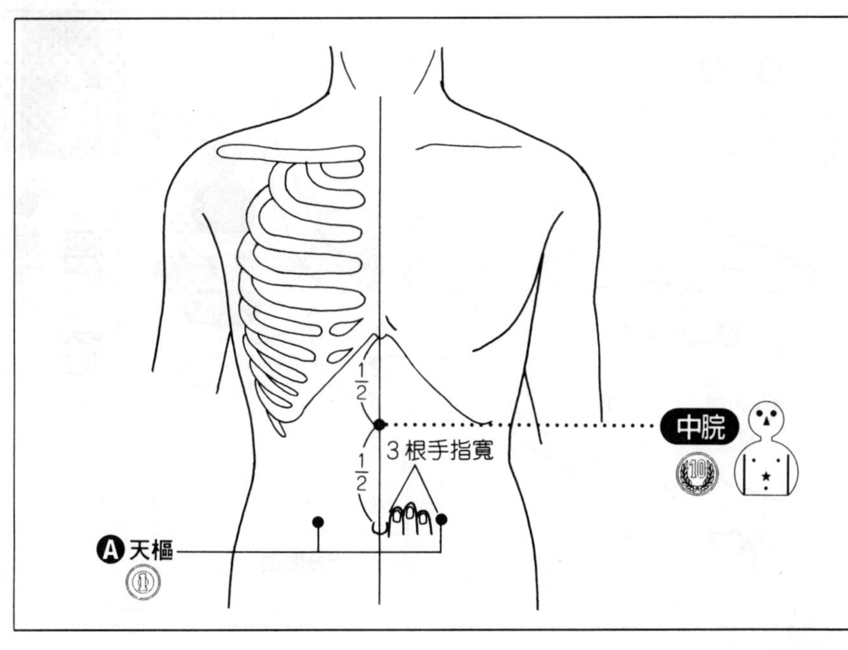

治療法

●使用的三大穴道

★大椎…貼十元硬幣。

★中脘…貼十元硬幣。

●治療點

Ⓐ左右的天樞▼肚臍側面三根手指寬的點…貼一元硬幣。

Ⓑ膈俞▼肩胛骨左右下端連結線與脊柱交叉的高度，第七～八胸椎之間，從陷凹處距離二根手指寬的點…貼一元硬幣。

Ⓒ肝俞▼膈俞的正下方，背骨下方二個陷凹處高度的點…貼一元硬幣。

Ⓓ脾俞▼肝俞的正下方，背骨往下二個陷凹處高度的點…貼一元硬幣。

＊**膈俞**、**肝俞**、**脾俞**的左右六點具有特效效果，名之為「六華」。不要只貼一元硬幣，在此之前可以在各穴道進行七次線香灸。不過要注意不要燙傷，便能使效果倍增。

◆慢性病
痔瘡

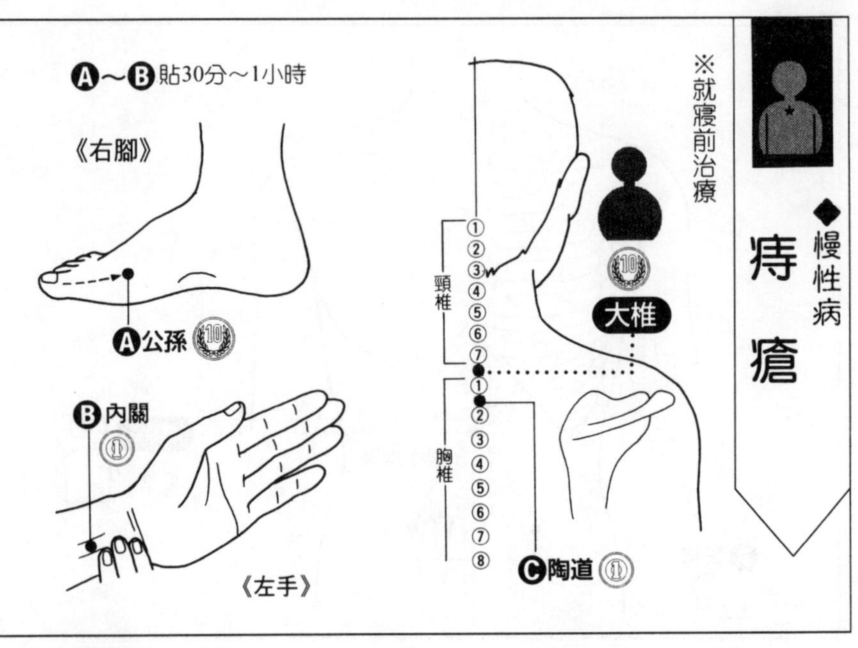

我們所說的「痔瘡」包括疣痔、裂痔、痔瘻、脫肛……等等，依照形成的部位、狀態，方式的不同而有所不同。痔瘡患者每次排便都會覺得疼痛，出血，無法動彈。

疣痔也稱為痔核，是直腸肛門部的靜脈淤血或膨脹成塊狀所造成的，包括在肛門深處形成的內痔核，以及在肛門外形成的外痔核。內痔核繼續惡化，在排便時突出於肛門之外，形成脫肛。裂痔則是出現在肛門外的傷口慢性化，導致潰瘍，是肛門括約肌緊張度較強的人或肛門狹窄的人，或是慢性便秘的人容易罹患的痔瘡。痔瘻主要是直腸與肛門交界的陷凹處侵入細菌，引起發炎，膿積存破裂而引起的。

不論是哪一種痔瘡，主要原因都是發冷、不清潔、便秘、慢性下痢、刺激物攝取過多，酒喝得過多等飲食生活和日常生活態度所造成的。

治療法

●使用的三大穴道

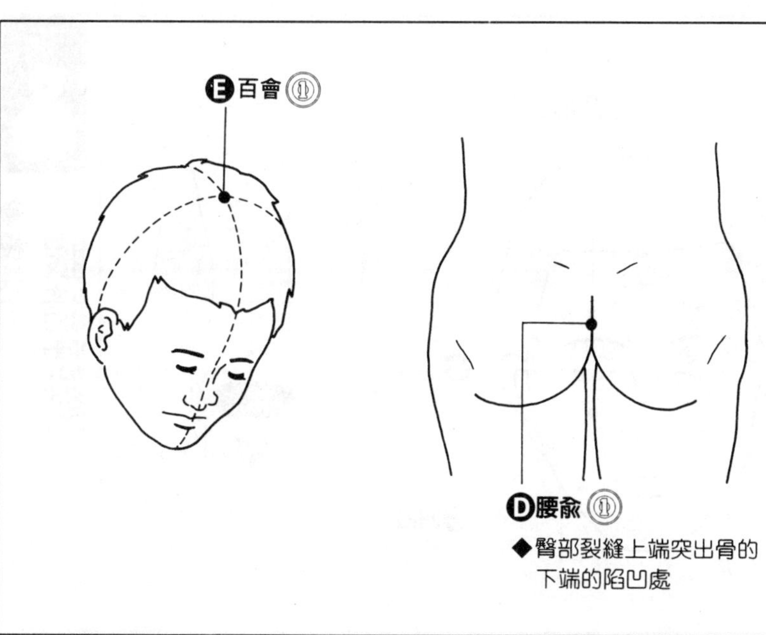

★大椎…貼十元硬幣。

●**治療點**

A右腳的公孫▼腳拇趾根部的關節沿著蹠骨的下緣往上擦，手指的停止處…貼十元硬幣。

B左手的內關▼最接近手掌的手腕橫紋中央，朝手肘方向距離三根手指寬的點，腱與腱之間…貼一元硬幣。

C陶道▼大椎下方第一個陷凹處…貼一元硬幣。

D腰俞▼尾骨前端，俗稱龜尾的骨的陷凹處貼一元硬幣。

E百會▼左右耳最尖處，通過頭頂的連結線與鼻正中線，伸達頭頂連結線交叉點，按壓覺得疼痛點…這裡是消除痔瘡疼痛的特效點。但是因為有頭髮，所以要用牙籤前端用力按壓三十秒鐘以後，再用手指按一元硬幣五分鐘。

●**治療時間**

如果在晚上睡覺時治療，公孫和內關的治療時間為三十分鐘至一個小時，其他穴道的硬幣可以一直擺著，就這樣睡覺也無妨。

◆慢性病
眼睛疲勞

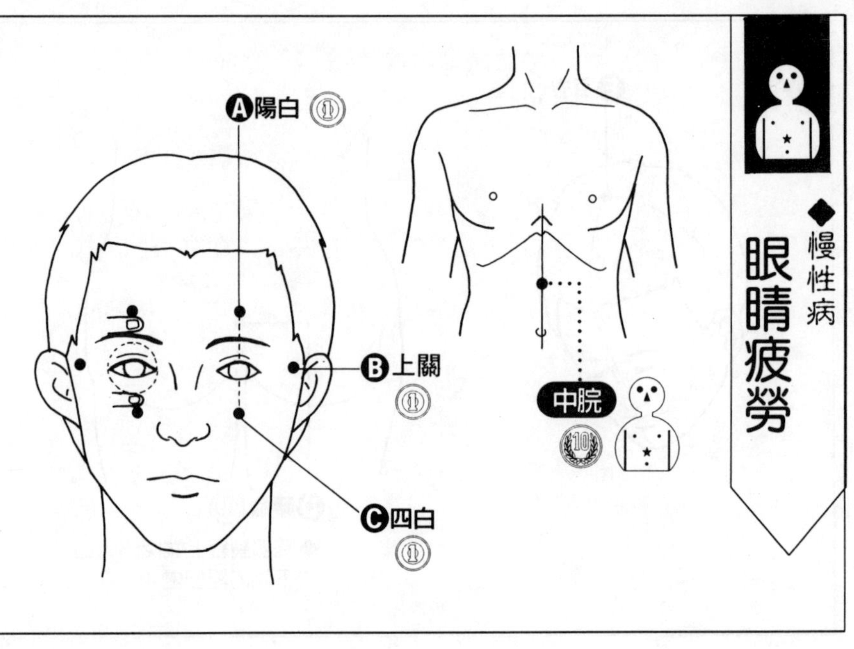

現代堪稱為總眼睛疲勞時代，幾乎每個人的眼睛都不舒服。

眼睛疲勞、視力減退的人激增，而與此成正比的則是集中力減退、頭痛、肩膀痠痛、眼睛痛、全身倦怠；曬太陽時眼睛刺痛，眼睛模糊等愁訴的人也增加了。原因當然是因為過度使用眼睛，導致疲勞蓄積所引起的。

最近在OA化的潮流下，不只是上班族，連中小學的學生也因為眼睛疲勞，而出現肩膀痠痛的現象。

在辦公室使用個人電腦、文字處理機，孩子的休閒娛樂是打電動，學習時也使用個人電腦，可以說是OA的全盛時代。終日盯著閃爍的畫面，大人和小孩眼睛疲勞蓄積，當然會形成眼睛疲勞症候群。

眼睛是在腦神經的支配下，因此眼睛疲勞會形成腦的疲勞，導致交感神經與副交感神經的平衡瓦解。精神、肉體的疲勞形成了全身症狀。

為了避免發生這種情形，不要蓄積眼睛的疲勞。要盡可能每天進行以下的治療。

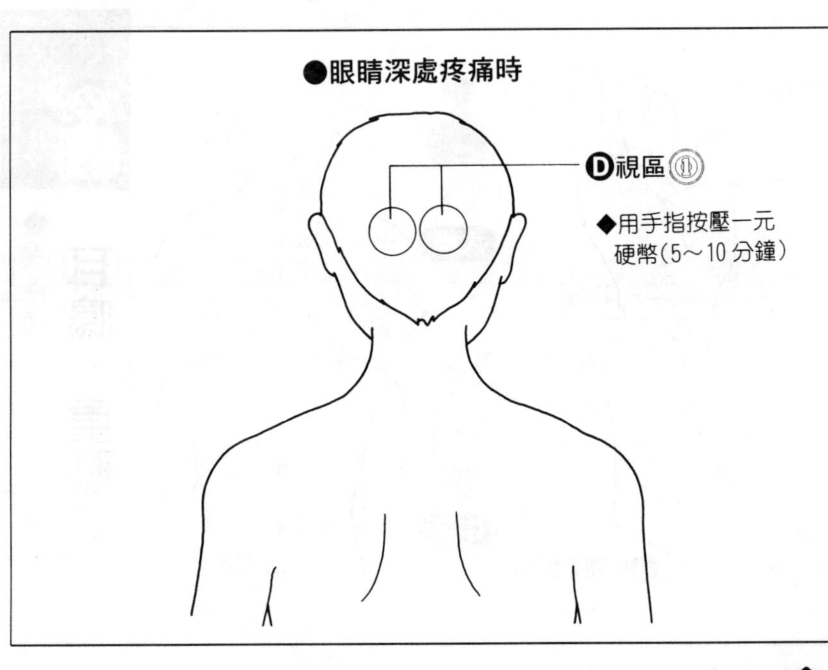

治療法

晚上睡覺時貼，早上起床以後就可以拿掉。

●使用的三大穴道

★中脘…貼十元硬幣。

●治療點

Ⓐ陽白▼正視時，瞳孔的正上方距離眉毛上緣一根手指寬上方的陷凹處…貼一元硬幣。

Ⓑ上關▼眼尾與耳上方根部的中間，頰骨弓上緣深的陷凹處…貼一元硬幣。

Ⓒ四白▼正視時，瞳孔的正下方，距離眼窩下緣一根手指寬下方的陷凹處…貼一元硬幣。

●眼睛深處疼痛時

眼睛疲勞嚴重時，眼睛深處會覺得疼痛。這時要追加以下的治療。

Ⓓ視區▼在眼睛正後方的二個隆起…用手指按住一元硬幣五～十分鐘。

◆慢性病 耳鳴、重聽

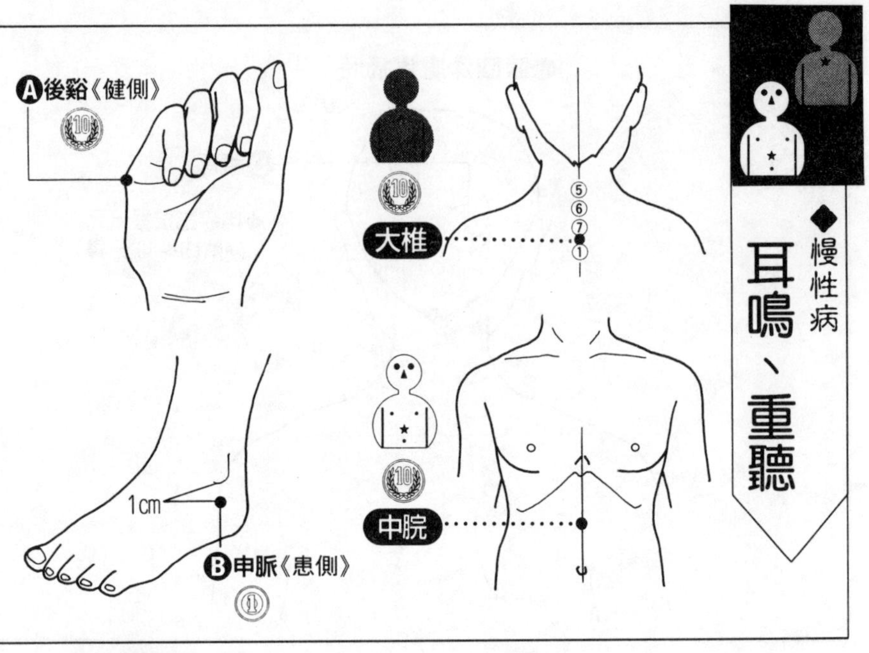

我們所說的耳鳴，有的有如虫鳴聲，有的有如颫颱風或暴雨一般，有的有如尖銳的金屬聲，有的則有如脈搏跳動似地發出的聲音。

此外，有的是在夜闌人靜時才聽得到的聲音，有的則有如耳中在敲鐘似地，聲音非常大。

耳鳴是內耳聽神經細胞產生病變，刺激聽神經，或因為老人性重聽、中耳炎、耳管炎等中耳的病變所造成的。此外，像脈搏跳動的耳鳴則是頭的血管異常，整個頭鳴叫而出現耳鳴的現象。

重聽包括「傳音性重聽」和「感音性重聽」。傳音性是外耳、中耳的毛病，由於音波的傳達受阻所形成的，主要原因是由於中耳炎和耳管狹窄症。感音性則是內耳、聽神經的毛病，感覺聲音的神經遲鈍所造成的，包括老人性重聽和斯特邁重聽等。

治療法

●使用的三大穴道

★大椎：貼十元硬幣。

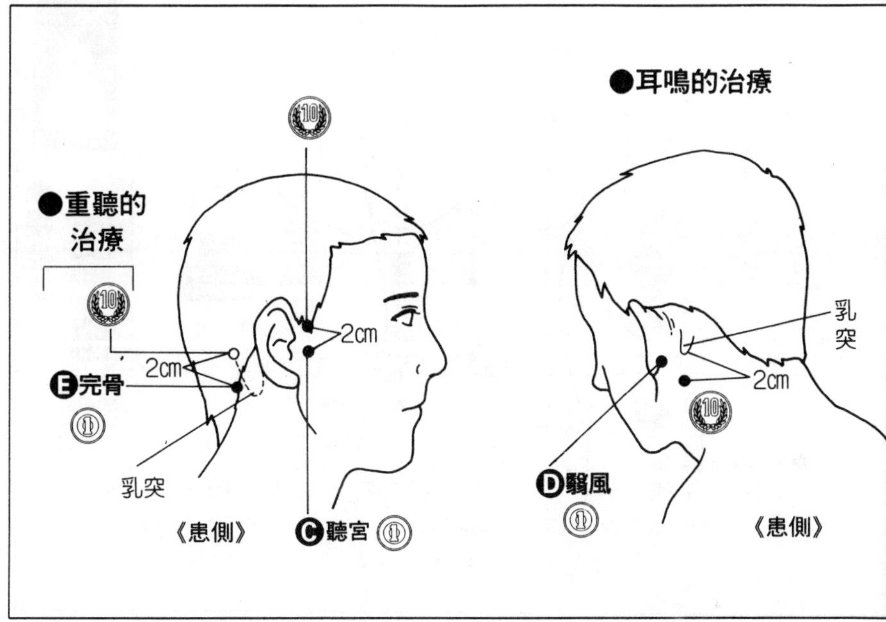

★中脘…貼十元硬幣。

●治療點

A後谿▼握手時，突出於小指側側面皺紋的前端…貼十元硬幣。

B申脈▼足外踝下緣中央下方一公分的陷凹處…貼一元硬幣。

C聽宮▼耳朵前方按壓顎關節，開口時陷凹點…貼一元硬幣。其上方朝向耳的根部距離二公分處，貼十元硬幣，到此為止是耳鳴、重聽的共通治療，並且還要加上各自的治療。

●耳鳴要加上以下的治療

D翳風▼在耳垂後方柔軟的陷凹處…貼一元硬幣。乳突下方二公分處貼十元硬幣。

●重聽要加上以下的治療

E完骨▼耳垂後方呈V形骨（乳突）下端朝後上方一公分處的陷凹點，用力按壓時，後脖頸會疼痛…貼一元硬幣。距離乳突後上方二公分處，用手指壓住十元硬幣（五分鐘至十分鐘）。

◆慢性病 便秘

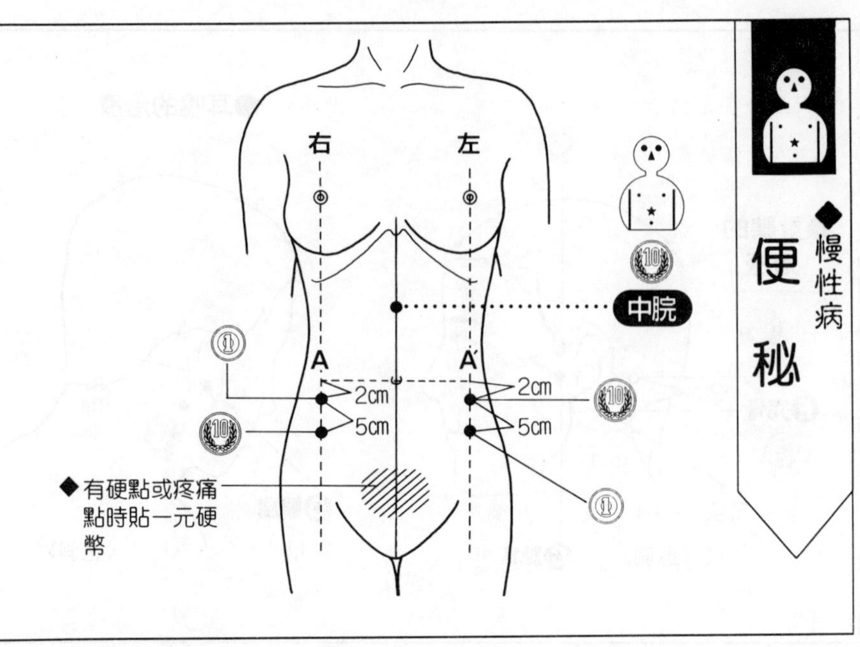

罹患慢性肩膀痠痛、腰痛、頭痛或美顏治療而前來的患者，有不少人說：

「如果放任不管，一、二週都不會排便呢！」

都是一些便秘患者。不僅如此，有面皰、頭昏眼花、神經痛、痔瘡等慢性病的患者，大都會罹患便秘症。

便秘包括因旅行而緊張，睡眠不足暫時引起的便秘，以及緊張性便秘、緊張減退性便秘等常習性便秘。

此外，吃的東西太少，排出的東西較少。即使排便也要二、三天才一次。如果是普通糞便，就不是便秘。便秘的糞便硬如兎糞一般，一顆一顆地。

一旦形成慢性便秘時，即使早上喝冰水或牛乳，攝取纖維質的食物也無法排便。

便秘不僅會使心情不好，而且體內積存殘渣，好幾天會產生有毒氣體，由下腹部往上送至上腹部、胸、腦，對健康當然不好。以下治療是成功率高達九○%的方法。

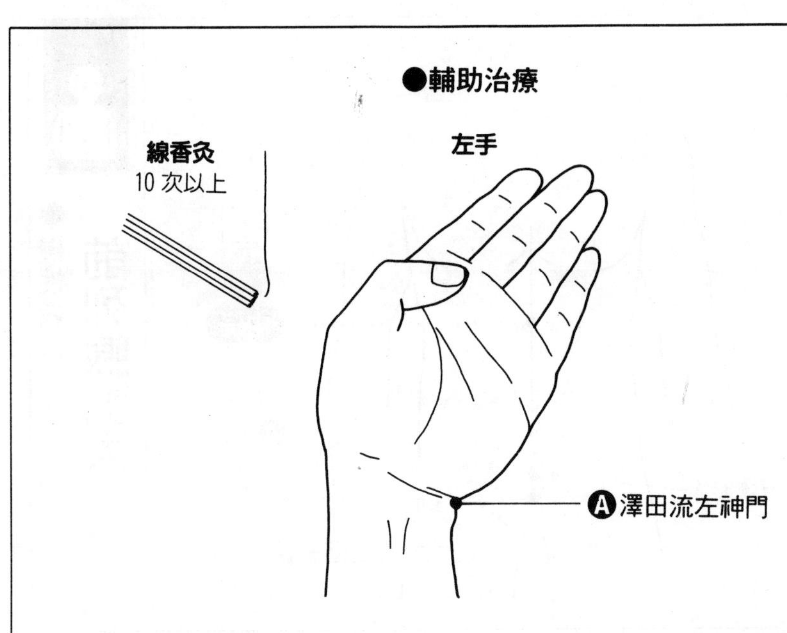

治療法

●使用的三大穴道

★中脘…貼十元硬幣。

●治療點

從乳頭縱拉的線上，從肚臍橫拉的線的交叉點「A」、「A´」為基本點。

①腹部的右側▼距離A´二公分下方貼一元硬幣，在其下方五公分處貼十元硬幣。

②腹部的左側▼距離A´二公分下方貼十元硬幣，在其下方五公分處貼一元硬幣。

③左右腹部的硬點、痛點▼貼十元硬幣和一元硬幣，按壓周圍。如果有覺得較硬、較痛的部位，再貼一元硬幣。

●輔助治療

Ⓐ澤田流左神門灸▼手腕朝小指側彎曲時，手腕側面形成粗大橫紋中央的陷凹處，是便秘的特效治療點「澤田流神門」。這部位進行十次以上的線香灸。進行灸治的神門只限於左手，使用右手完全無效。

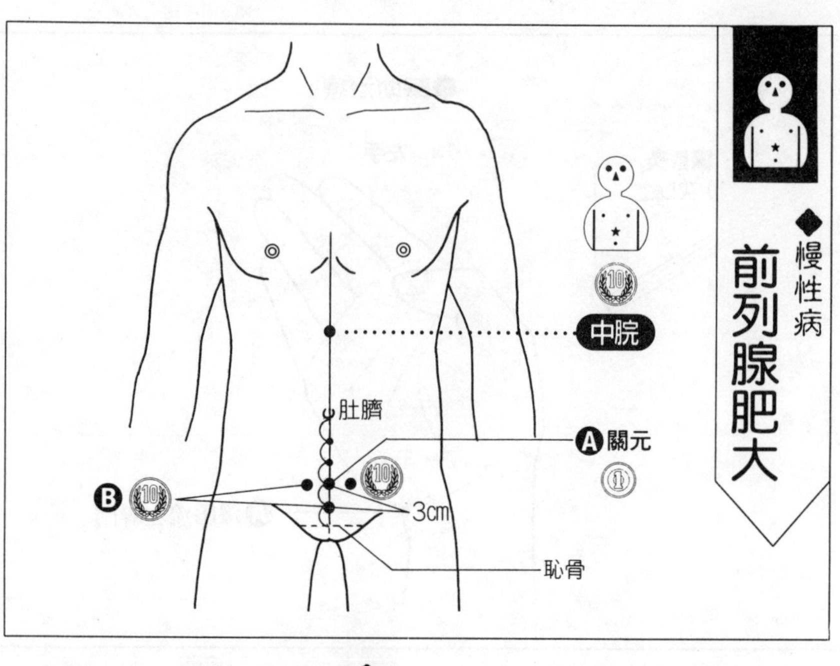

◆慢性病 前列腺肥大

前列腺是從膀胱出口，包住尿道後部，分泌精液與精子混合，幫助射精的重要器官。此外，精液量與射精時的快感有密切關係。

前列腺原因不明地膨脹，就是前列腺肥大症。罹患前列腺肥大症以後，尿道受到壓迫，變細，因此排尿困難。嚴重時，也會引起閉尿，成為尿毒症的原因。

動手術就能夠輕易治好，但是在此之前如果覺得排尿不順暢，可以進行以下的治療。

●使用的三大穴道

★中脘…貼十元硬幣。

●治療點

Ⓐ**關元**▼神闕與恥骨之間五等分，距離恥骨五分之二的點…貼一元硬幣。

Ⓑ**關元左右距離恥骨三公分的三點**…貼十元硬幣。

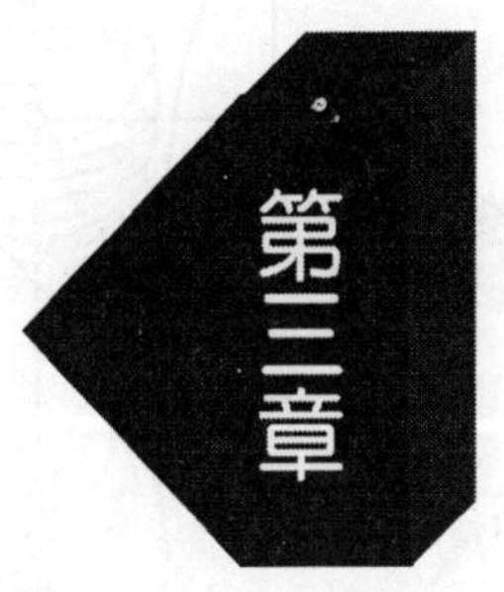

消除不快症狀

感冒

◆不快

Ⓐ欠盆 Ⓑ列欠 Ⓒ風門 Ⓓ肺兪 大椎 中脘

胸椎 頸椎 2根手指寬 乳頭 乳頭線 肚臍 橈骨莖突 2cm

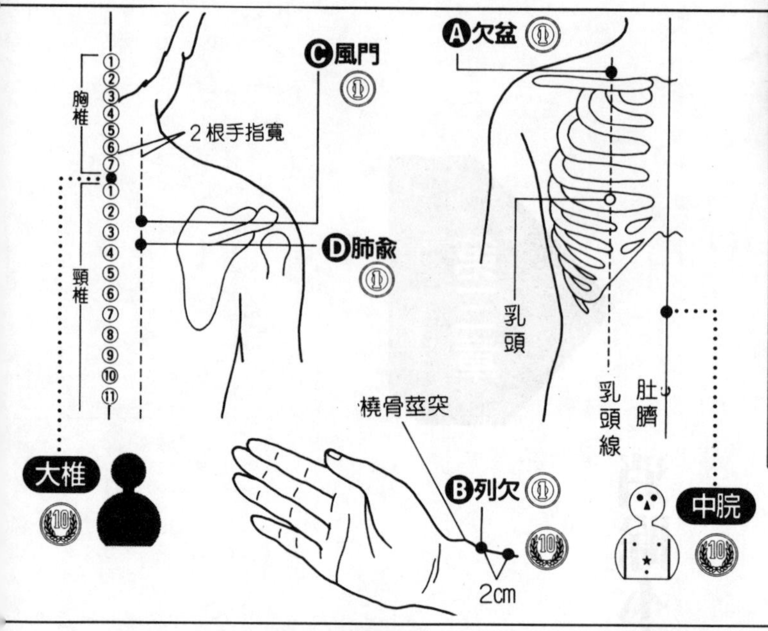

感冒包括鼻子感冒和喉嚨感冒等輕微症狀，以及發燒、頭痛、下痢、嘔吐、腰痛、身體各處疼痛，因此臥病在床，甚至危及生命的感冒。

到底感冒是甚麼呢？目前只知道是因為寒冷或溫度變化，造成對於皮膚、喉嚨的刺激，因此在身體孱弱處感染了病毒和細菌，引起呼吸器官的疾病。

剛開始時，好像「有點漫漫地」的感冒。嚴重時會引發支氣管炎、肺炎，甚至引起消化器官和泌尿器官的疾病。雖然只是感冒，但是卻非常可怕。

感冒是萬病之源，一定要充分注意。

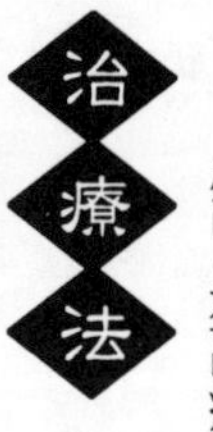

●使用的三大穴道

★大椎…貼十元硬幣。

★中脘…貼十元硬幣。

●治療點

Ⓐ欠盆▼從乳頭拉一條直線，在直線上鎖骨上方的深陷凹處…貼一元硬幣。

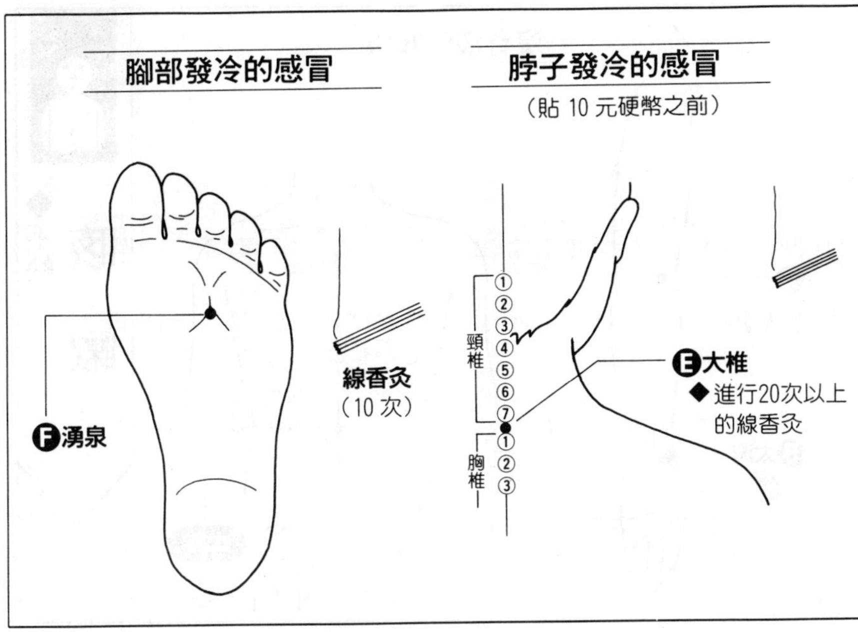

B**列欠**▼橈骨莖突的內側感覺脈搏跳動處…貼一元硬幣，距離二公分朝向手肘的方向貼十元硬幣。

C**風門**▼大椎往下第二個陷凹處的中心，左右寬二根手指距離的點…這裡是感冒的出入處，要貼一元硬幣。

D**肺俞**▼風門正下方，胸椎下方第一個陷凹處高度的點…此處是對抗肺部疾病不可或缺的治療處，貼一元硬幣。

後脖頸或腳部的感冒，要追加以下的穴道治療。

後脖頸的感冒

E**大椎**…貼十元硬幣以前，進行二十次線香灸，注意不要燙傷了。**大椎**是解熱穴，感冒發燒時進行灸治也無妨。這時可以使用多壯灸，即不只是二十次，也可以進行三十次或四十次，增加灸治的次數。

腳感冒

F**湧泉**▼腳趾朝腳底彎曲時所形成的陷凹處的深處…這裡是消除腳發冷的部位，要進行十次線香灸。

咳嗽

◆不快

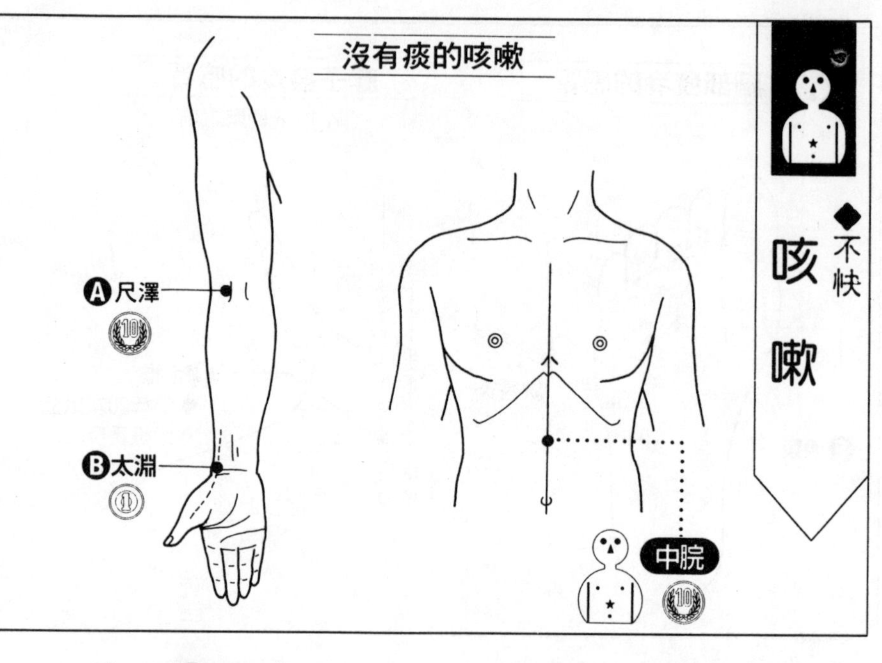

咳嗽是激烈吐出空氣的現象，同時也會吐出氣管內的痰或異物。

咳嗽的原因是：①吸入冷空氣或灰塵、刺激性的氣體等，或是抽煙過多。咽頭、氣管、支氣管受到刺激，而反射性地引起咳嗽。②氣管中進入水等異物時，或是有痰時，一種生物體的防禦反應，為了將其吐出而引起咳嗽。③喉嚨、支氣管、肺、胸膜發炎時，形成分泌物。分泌物形成刺激而引起咳嗽。④分布於支氣管或咽頭的迷走神經過敏，而引起咳嗽。

此外，大家在緊張時也有咳嗽的經驗，這就是「假咳」，是心因性所造成的。

會出現咳嗽現象的疾病包括感冒、支氣管炎、氣喘、肺炎、肺氣腫、胸膜炎、咽頭炎等。

咳嗽沒有痰是「乾咳」，有痰則是「濕咳」。

乾咳

乾咳咳嗽的形持續較久較痛苦，會產生噁心、嘔吐的感覺或咳嗽反射，會造成害處。

利用以下的治療就能夠止咳。

有痰的咳嗽

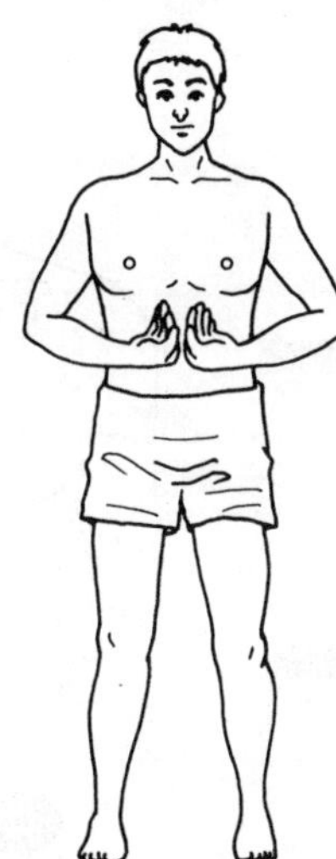

治療法

●使用的三大穴道

★中脘…貼十元硬幣。

●治療點

Ⓐ**尺澤**▼手肘半彎曲，內側折疊處有二條肌腱。拇指側的肌腱外…貼十元硬幣。

Ⓑ**太淵**▼最接近手掌的橫紋中，拇指腹朝下時的陷凹處…貼一元硬幣。

濕咳

為了使來自肺和支氣管的分泌物排出體外，與其止咳還不如使痰容易咳出，這才是最重要的。方法如上圖所示，雙手手掌朝上靠攏，抵住肋骨下方，好像指尖插入肋骨似地，用力咳嗽。如此進行二～三次，就容易咳出痰來。

不快
凍傷

出現在腳時

解谿上方3cm處
A解谿
B衝陽
中脘

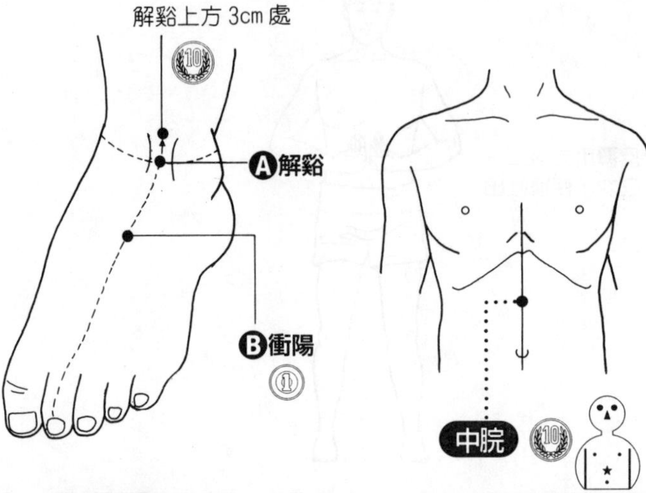

以前，小孩的手腳容易凍傷。尤其腳為油性的孩子的凍傷又紅又腫，最後會形成潰瘍，非常嚴重。

凍傷的癢非常難受，白天時穿著鞋子，腳溫熱時會發癢。隔著鞋子用桌腳摩擦腳。到了晚上躺在床上溫暖之後，凍傷的腳又開始激烈發癢，結果好不容易溫暖的腳又伸到被子外面去摩擦床。

凍傷是手腳、鼻、耳等血液循環不良，導致於血而引起的，但是還有一些容易凍傷的因素。

我在當兵時，在內地潮濕氣候下形成的凍傷，到了零下二十度的地方時，一週內就痊癒了。我由此得知非常寒冷的地方反而不容易凍傷。

但是一旦不小心凍傷了，很可能連手腳的指—趾頭都會掉落。

治療法

出現在腳時

●使用的三大穴道

★中脘…貼十元硬幣。

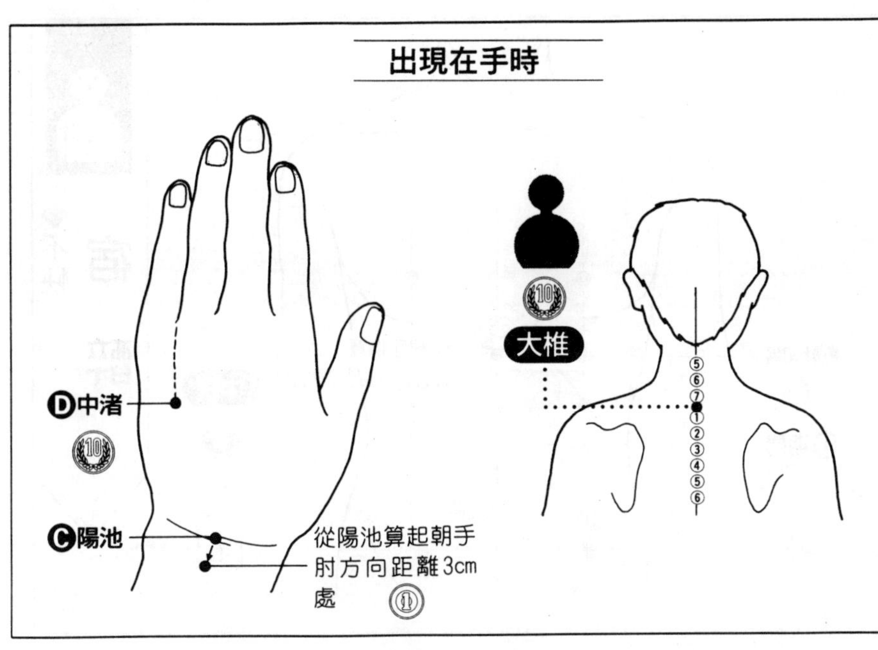

●**治療點**

Ⓐ解谿▼腳關節前面折起的皺紋中央，腱與腱之間的陷凹處…貼十元硬幣。

解谿在折疊皺紋處無法貼硬幣，因此在距離膝三公分處貼較好。

Ⓑ衝陽▼距離腳脖子中央的解谿更靠近指側，腳背最高處稍前方…貼一元硬幣。

出現在手時

★大椎…貼十元硬幣。

●**治療點**

Ⓒ陽池▼最接近手背的折起的皺紋中央的陷凹處…貼一元硬幣。

這裡也是一個折起皺紋，無法貼硬幣，因此在距離三公分靠近手肘的部分貼硬幣。

Ⓓ中渚▼無名指和小指骨之間的線上，手背的中央側…貼十元硬幣。

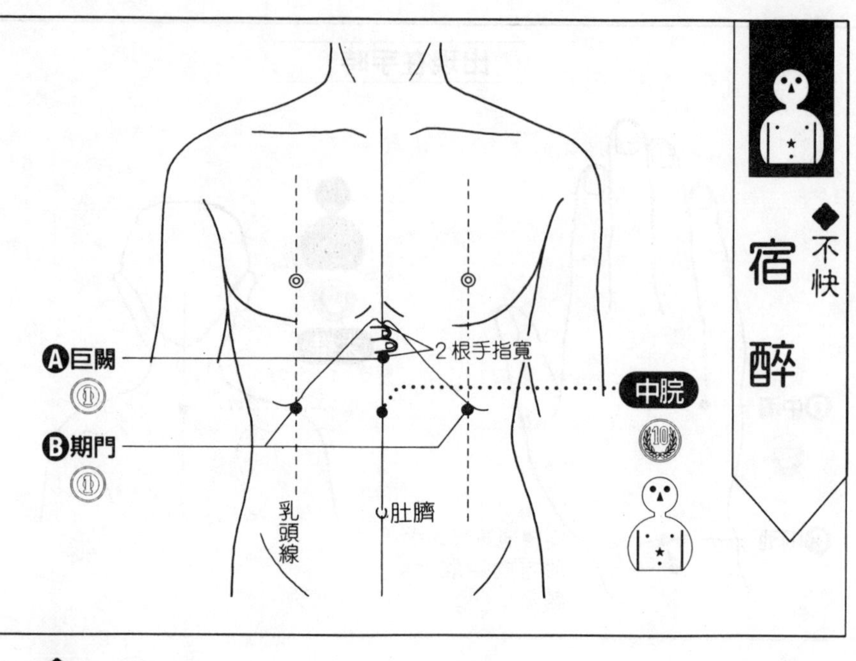

◆不快
宿醉

酒有「百藥之長」之稱，高興時喝酒的確非常快樂，但是如果過量，胃會好像翻過來似地，出現嘔吐、下痢現象，同時也會因為脫水症而產生口渴、頭痛、脫力感，就好像掉到地獄中似地。

「不再喝酒了！」

在頭痛欲裂的時候，下定了決心。

但是到了晚上，酒精濃度恢復正常以後，又會想要喝酒了。

「今天少喝一點好了……。」

地獄、天堂只有一紙之隔，這就是「酒」的魔力。

為了預防酒醉的痛苦，可以在喝酒以前先吃一些油炸食品，或是喝完酒以後喝咖啡，當作解酒方法。

但是並沒有「宿醉、惡醉的特效藥」，這些方法對於宿醉無效。

與其無用抵抗，還不如進行以下的治療。

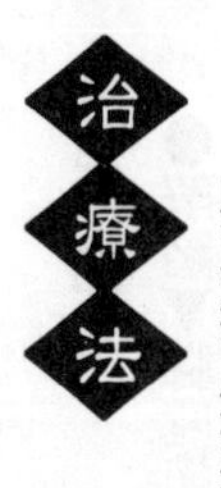

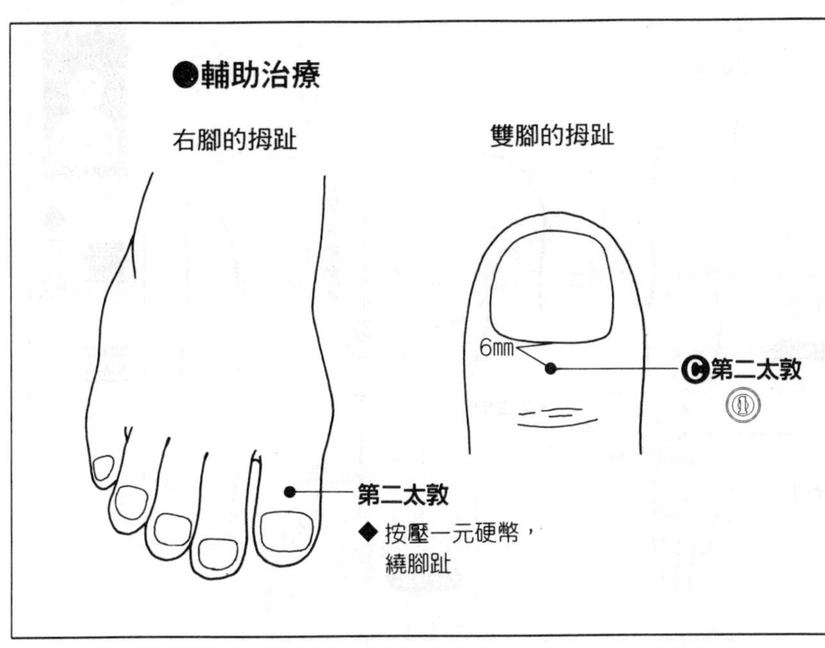

●使用的三大穴道

★中脘…貼十元硬幣。

●治療點

Ⓐ巨闕▼距離胸骨劍突下方二根手指的點…貼一元硬幣。此處可以調整心臟，同時調整胃的機能，抑制噁心、嘔吐。

Ⓑ期門▼從乳頭縱拉一條線上，在下肋部的下緣（第九肋軟骨的下緣）…貼一元硬幣。這裡可以調整肝臟、膽囊、十二指腸、胃的機能，同時抑制喝酒以後容易引起的橫隔膜痙攣（打嗝）。

Ⓒ第二太敦▼從腳拇趾趾甲生長處的中央，朝向腳趾根部距離六公釐處…貼一元硬幣。這裡是肝臟的氣生殖處，也是增強精力的特效治療點。

●輔助治療

捏住右腳的拇趾根部，按壓貼在第二太敦的一元硬幣，繞拇趾。右腳關節具有使酒下降的作用，所以繞第二太敦位置所在的腳拇趾，能夠使醉意下降。

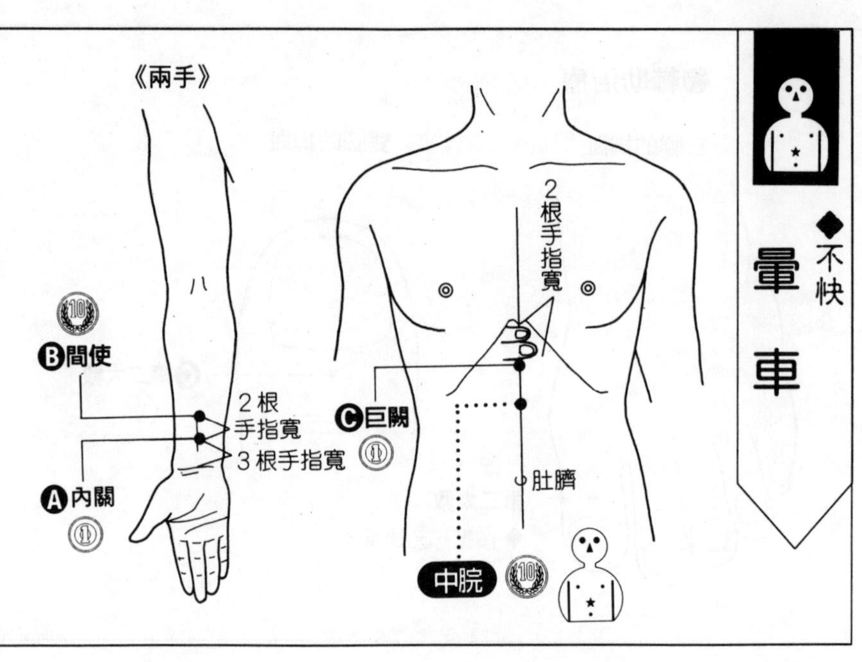

暈船、暈車，或是搭乘上班、上學的車子、巴士等，都會暈眩。因此有些人無法參加公司的旅行或和朋友、同學一起去旅行，也無法享受海釣的樂趣，無法和戀人一起去旅行。

前些日子，一位前來治療暈車的患者在乘車一個半小時的距離中，下車三次，到達治療院時，幾乎都已經喘不過氣來了。

搭乘車、船、飛機時，便覺得胸口不舒服，想吐，會嘔酸水，最後連胃中的食物都倒流，噴出。

「前陣子去海釣，海上風平浪靜卻暈船，真是悲慘……。」

朋友T君（五二歲）敘述了當時痛苦的情形。

這是第一次進行船釣，僥倖海上風平浪靜，只是輕微搖晃而已。

「這樣還不要緊，絕對不會暈船……。」

還沒說完，就覺得胸口不舒服。覺得有東西衝到喉嚨，拼命地想將其壓下，結果還是跑到船的一端，把食物吐了出來。從口和鼻吐了出來，最後連胃也要吐出來似地，覺得非常痛苦。如果是獨自出來還可

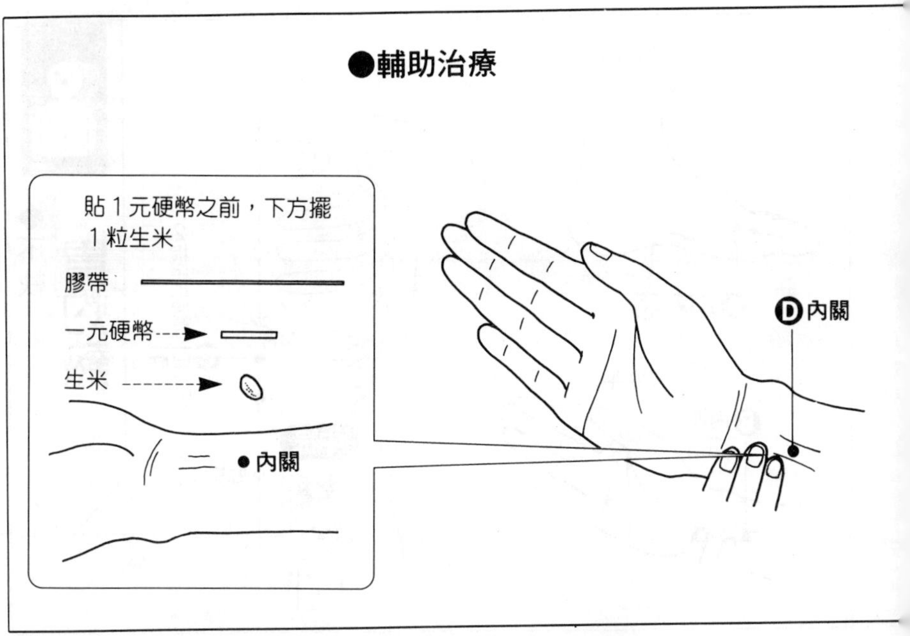

●輔助治療

以打道回府，但是因為和同伴一起來，所以不能夠這麼做。在還沒有收起釣桿的數小時內，只好躲在船底。

為各位介紹對於暈車、暈船都有效的治療。

治療法

●使用的三大穴道

★中脘…貼十元硬幣。

●治療點

Ⓐ**雙手的內關▼**距離手掌最近的手腕橫紋中央，朝手肘方向寬三根手指處，腱與腱之間的點…貼一元硬幣。

Ⓑ**雙手的間使▼**從內關朝手肘方向距離二根手指寬的點…貼十元硬幣。

Ⓒ**巨闕▼**胸骨劍突下端朝向肚臍的方向，二根手指寬的點…貼一元硬幣。

●輔助治療

Ⓓ**內關**…貼一元硬幣時，在其下方擱一顆生米。這是漁夫在遇到驚濤海浪時的「止暈」秘傳。

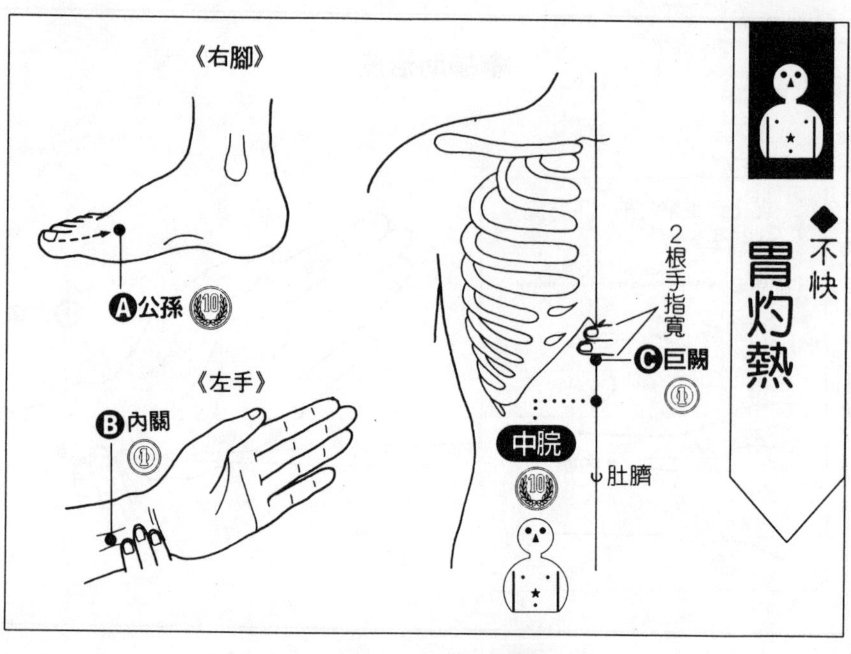

胃灼熱的原因是因為進入胃中的食物逆流到食道的異常運動，或是食道粘膜過酸，胃內壓迫過高所造成的。相關疾病包括食道炎、食道潰瘍、賁門痙攣、胃炎、十二指腸潰瘍、胃潰瘍、胃酸過多症等。除了胃酸過多以外，胃酸太少時也會引起胃灼熱。

不論是哪一種治療，以下的治療都非常有效。

治療法

●使用的三大穴道

★中脘…貼十元硬幣。

●治療點

Ａ右腳的公孫▼腳拇趾根部（腳底心）沿著骨（蹠骨）下緣，手指往上擦時，手指停止處…貼十元硬幣。

Ｂ左手的內關▼最接近手掌的手腕橫紋中央，朝手肘方向距離三根手指寬的腱與腱之間的點…貼一元硬幣。

Ｃ巨闕▼胸骨的劍突下方二根手指寬的點…貼一元硬幣。

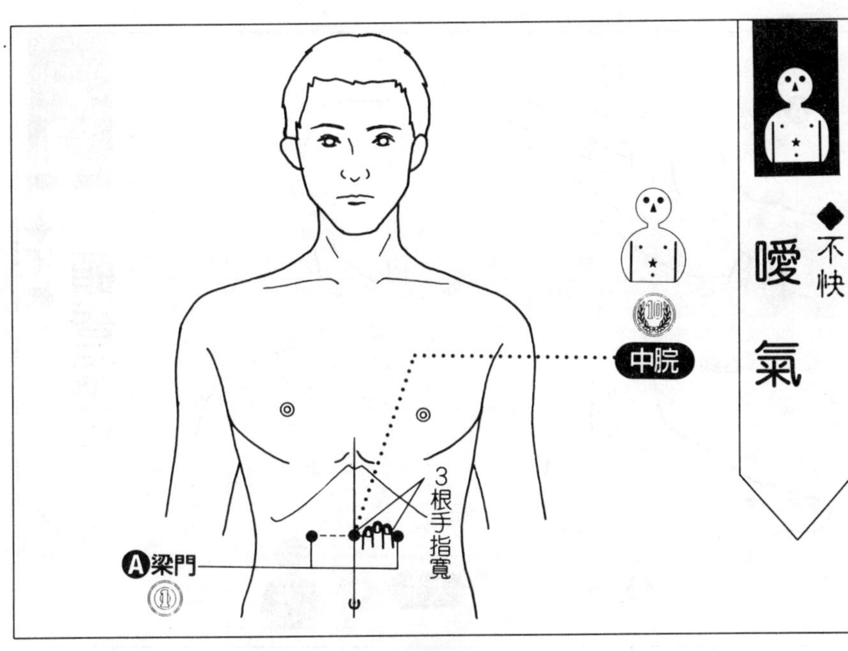

用餐和吃完點心以後，心窩到胸部出現灼熱感，是「胃灼熱」。如果帶有酸味的東西從喉嚨湧到口中，這是「噯氣」。噯氣本身是生理現象，是胃中的空氣或氣體到達口中所造成的。餵嬰兒吃奶以後，要直起其身體，拍背部，使其噯氣也是相同的道理。不必太擔心。

但是如果長期持續噯氣，或有疼痛和惡臭時，會有潰瘍之虞。一定要接受醫生的診治以後再治療。

治療法

●**使用的三大穴道**

★中脘…貼十元硬幣。

●**治療點**

Ⓐ左右的梁門▼中脘側面三根手指寬的點…貼一元硬幣。

●**追加治療**

右腳的腳脖子關節與左手手腕關節作充分旋轉的關節運動。這運動具有往下壓湧上的食物的作用。

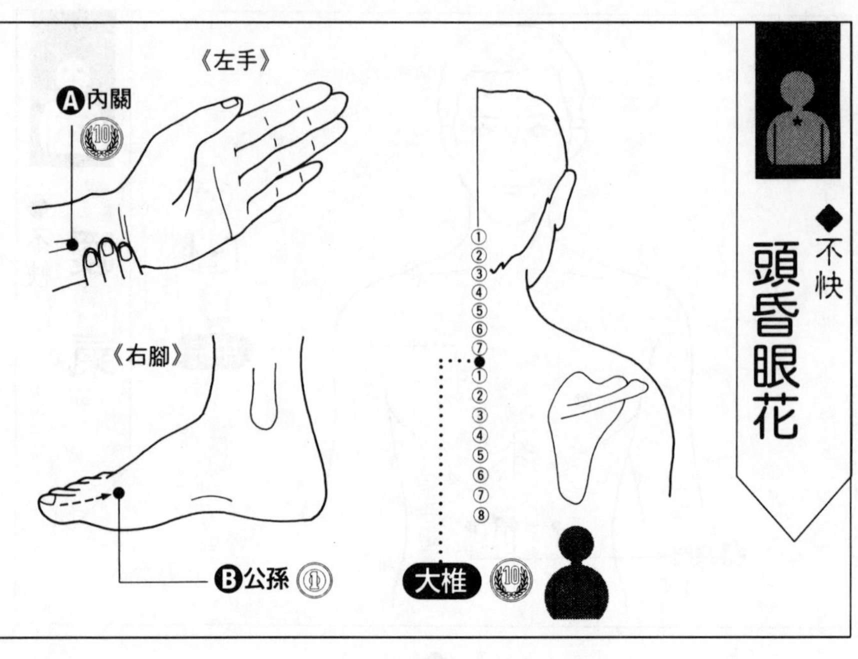

「經由公司的健康檢查得知『血壓有點高』，結果下車時突然頭昏眼花。四周有如天搖地動一般，心想自己是不是腦溢血，結果就這樣倒下了。」

有時候會覺得突然出現頭昏眼花的毛病。正值中年並且罹患高血壓的人，遇到這種情形時，都會想是罹患了腦溢血嗎？

但是如果是腦溢血，可能會昏迷不醒，怎麼可能還有思考的餘裕呢？所以並非腦溢血。

這種狀態稱為頭眼花或起立性昏眩。這種「頭昏眼花發作」在四～五分鐘內就會恢復正常。當然，如果昏倒、受傷，發生意外事故會非常可怕。為了預防發生這種情形，不要考慮好不好看，一定要趕快蹲下來。

頭昏眼花不是病，是身體異常或其他疾病所造成的症狀之一。

但是，如果頭昏眼花，出現暈倒等發作現象時，或覺得半身發麻時，會有「腦梗塞」之虞，要立刻接受醫師的診斷。

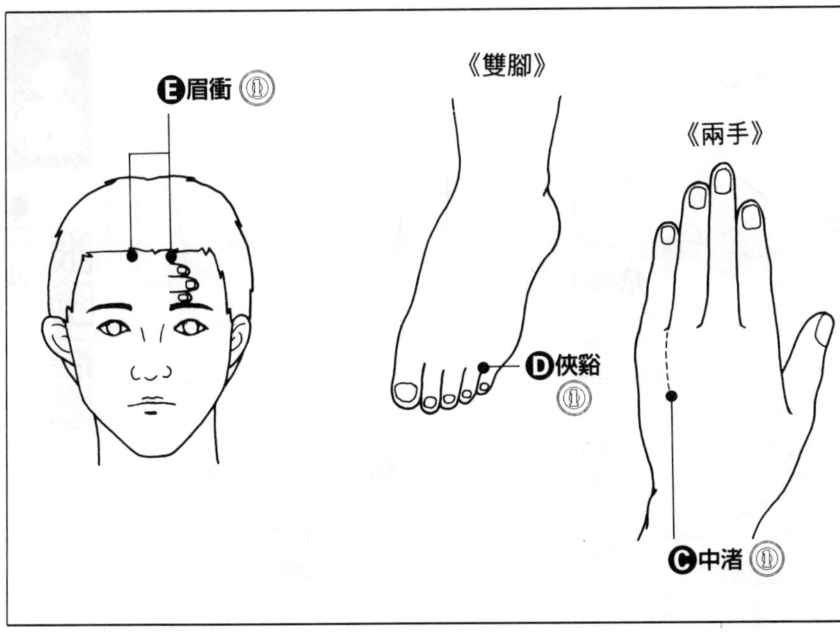

頭昏眼花時，採用以下的治療會很有效。

治療法

●**使用的三大穴道**

★**大椎**…貼十元硬幣。

●**治療點**

Ⓐ**左手的內關**▼最接近手掌的橫紋中央，朝手肘方向距離三根手指寬，腱與腱之間的點…貼十元硬幣。

Ⓑ**右腳的公孫**▼拇趾根部（腳底心側）朝著蹠骨的下緣往上擦的手指停止處…貼一元硬幣。

Ⓒ**中渚**▼無名指和小指骨之間的線上，手背正中點…貼一元硬幣。

Ⓓ**俠谿**▼腳的第四趾與第五趾之間，腳底與腳背皮膚的交界處…貼一元硬幣。

Ⓔ**眉衝**▼眉頭正上方，前額髮際處。如果前額髮際不明，從眉頭往上距離三根手指寬的點，就是前額髮際…手指輕輕揉一元硬幣五分鐘。

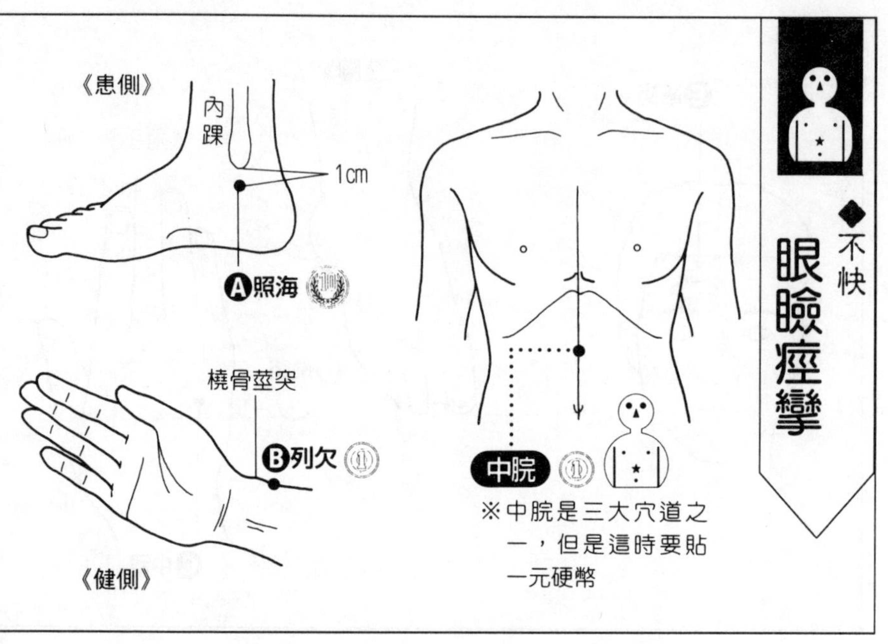

不痛不癢，但是眼瞼不停地跳動，讓人擔憂不已。覺得心情不好，這就是「眼瞼痙攣」，也稱為顏面抽搐，即「眼瞼抽筋」。

「現在不能閉上眼睛，閉上眼睛就糟糕了。」心裡這麼想，但是眼瞼還是閉上了。雖說是隨意肌，卻發揮了不隨意肌的功能，是令人感到困擾的疾病。

醫學上認為，「顏面，尤其單側眼睛周圍，無意識地發生暫時性痙攣，會因精神的緊張而增強」，即眼瞼的抽筋。

現代醫學治療是使用鎮靜劑、肌肉弛緩劑，但是卻無法達到效果。如果把針刺入神經，注入麻醉藥的神經遮斷素，也只具有暫時的效果而已。換言之，眼瞼痙攣還沒有有效的治療法。

但是，東方醫學有助於人體維持恆常性機能，也能夠治療眼瞼痙攣。

如果不是大的痙攣，下眼瞼周圍出現痙攣，可能是睡眠不足或酷使神經，或是眼睛疲勞時會發生這些現象。只要擁有充足的睡眠，讓神經休息，一、二天內就能夠痊癒。

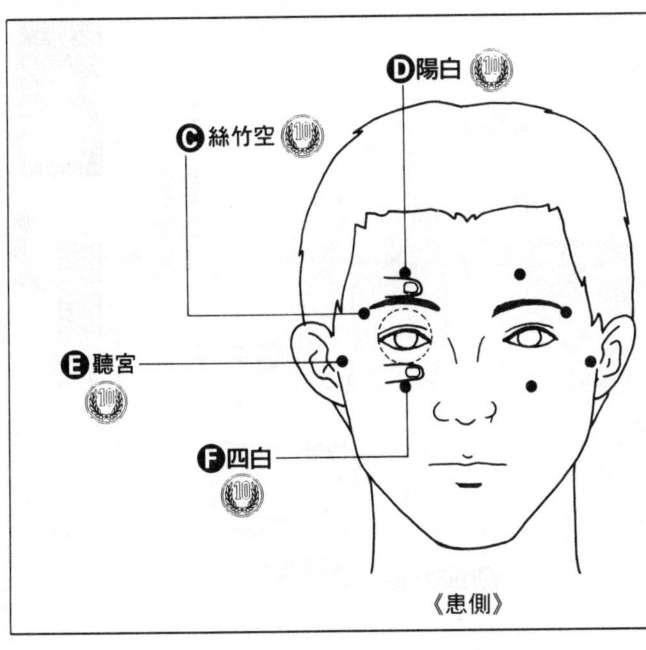

不論是輕微的痙攣或眼瞼的痙攣，用以下的治療就能夠治好。

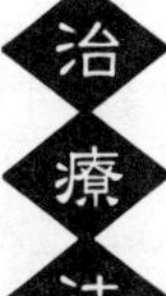
治療法

●使用的三大穴道

★中腕…貼一元硬幣。

基本上，三大穴道要貼「十元硬幣」。

但是這種情形是特例，要貼「一元硬幣」。

●治療點

A照海▼內踝下緣中央往下方一公分的陷凹處…貼十元硬幣。

B列欠▼橈骨莖突內側，感覺脈搏跳動處…貼一元硬幣。

C絲竹空▼眉尾骨的陷凹處…貼十元硬幣。

D陽白▼正視時，瞳孔正上方距離眉毛一根手指的寬度…貼十元硬幣。

E聽宮▼耳的正前方，按壓顎關節開口時的陷凹點…貼十元硬幣。

F四白▼正視時，眼窩下緣一根手指寬的點…貼十元硬幣。

◆不快

瞼腺炎

○中脘：參照第3頁
○四白：參照前頁

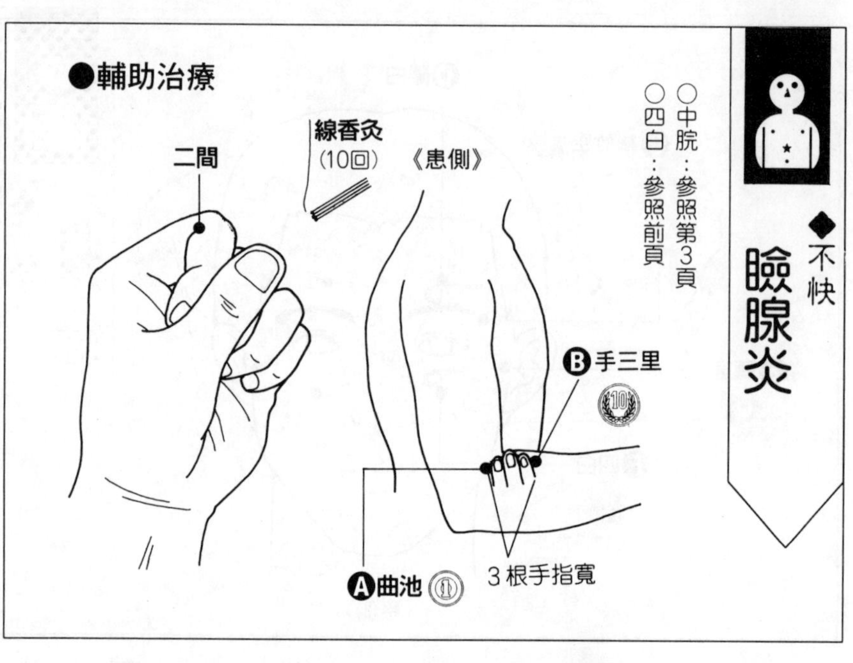

黃色葡萄球菌鑽進睫毛根部脂腺中，引起發炎症狀，化膿的現象。原因是睡眠不足或疲勞，以及用不潔之手揉眼睛所致。

大約四、五天到一週排濃之後即可痊癒，但是在這段期間會痛癢難耐。

治療法

●使用的三大穴道

★中脘…貼十元硬幣

●治療點

治療患側出現瞼腺炎的一側。

○**四白**▼正視時瞳孔的正下方，距離眼窩下緣一根手指寬的點…貼一元硬幣。

Ⓐ**曲池**▼手背朝上，彎曲手肘時折紋的前端…貼一元硬幣。

Ⓑ**手三里**▼從曲池朝向食指三個手指寬的壓痛點…貼十元硬幣。

●輔助治療

二間▼拇指朝上，彎曲食指時所形成第二關節折紋的前端…反覆進行十次線香灸。

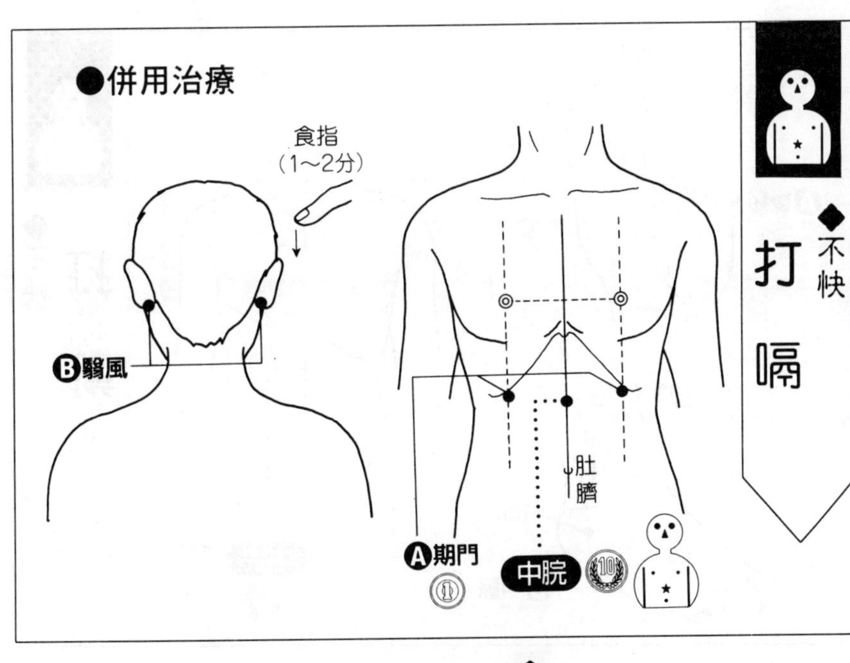

打嗝是軀幹的上半身與下半身的分隔線，亦即橫隔膜痙攣，由口中出現打嗝的現象。

突然喝冰涼的飲料或刺激性的飲料及食物，或喝酒之後，容易發生。

是大家都曾經有過的經驗，以下的治療具有速效。

治療法

●使用的三大穴道

★中脘…貼十元硬幣。

●治療點

A期門▼從乳頭縱拉一條線，在線上下肋部的下緣（第九肋軟骨的下緣）…貼一元硬幣。

●併用治療

B翳風▼耳垂後方柔軟的陷凹中…這裡對於耳鳴、中耳炎都能夠奏效。貼硬幣之後，食指抵住左右的翳風，靜壓一～二分鐘。

打鼾 ◆不快

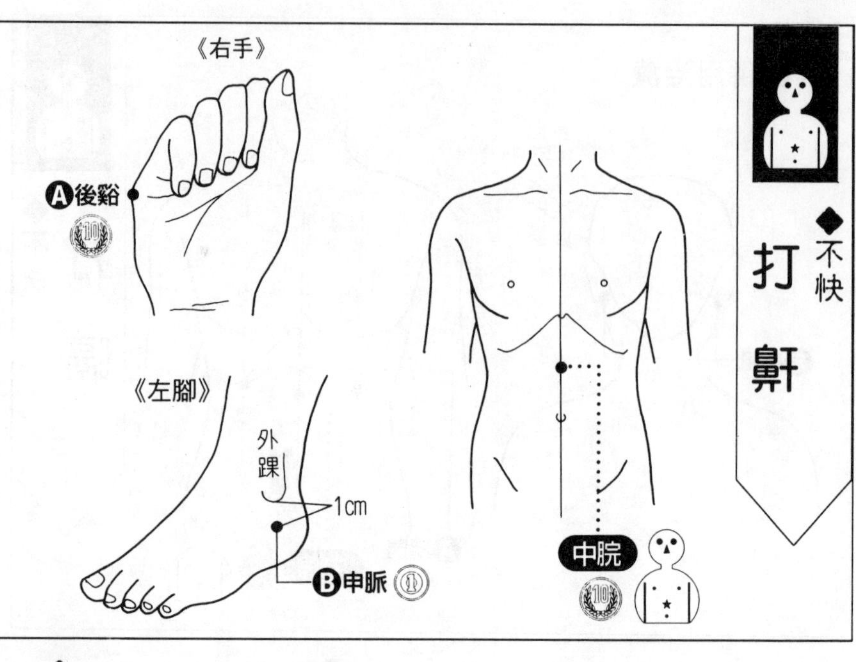

「你打鼾的聲音太大了，我受不了。」

邀請朋友去旅行，卻因為鼾聲太大而遭到拒絕。

也許你認為打鼾只是小事一樁，但是對於當事人，尤其是女性而言，這是非常嚴重的問題。

在我的治療院有不少打鼾的女性患者，與其說是打鼾，還不如說那是一種噪音。

「去旅行時，隔兩個房間遠的人都來發牢騷。」

一位男性曾經這麼告訴我。但是，這並不算什麼。

「如果不治好打鼾的現象，離婚好了。」

一位牽著五歲孩子的手，將近臨盆的女性痛苦地對我訴說著。她的丈夫甚至對孩子們說：

「媽媽的鼾聲連二樓都聽得到，真是吵死人了，我真不想帶你們母子外出。」

因為打鼾而遭遇到這種不平等的待遇。

其實有解決這種煩惱的治療法。

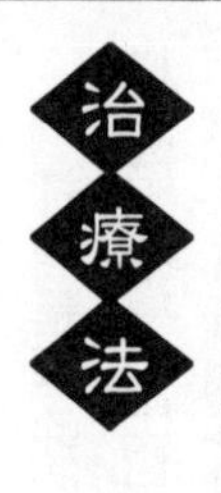

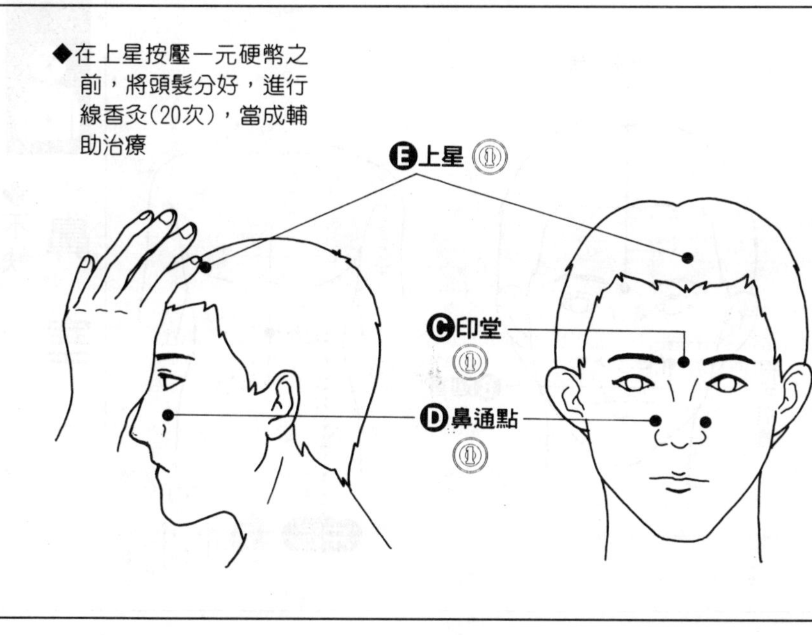

●使用的三大穴道

★中脘…貼十元硬幣。

●治療點

Ⓐ右手的後谿▼握手時小指的側面形成的折紋前端…貼十元硬幣。

Ⓑ左腳的申脈▼外踝下緣中央一公分下方的陷凹處…貼一元硬幣。

Ⓒ印堂▼眉毛與眉毛之間…貼一元硬幣。

Ⓓ鼻通點▼鼻梁側面、軟體下端…兩側面貼一元硬幣。

Ⓔ上星▼手掌側面、小指側的膨脹處，對著眉間與鼻根的陷凹處。沿著鼻子的正中線，伸直頭頂時小指的前端…這裡是鼻蓄膿症的治療點，但是即使是與鼻塞等鼻病無關的打鼾，利用這個治療點也能夠奏效。髮中無法貼一元硬幣，因此用手指按壓十分鐘左右。

●輔助治療

上星…按壓一元硬幣之前，進行二十次線香灸，將頭髮分好，避免燙傷了。

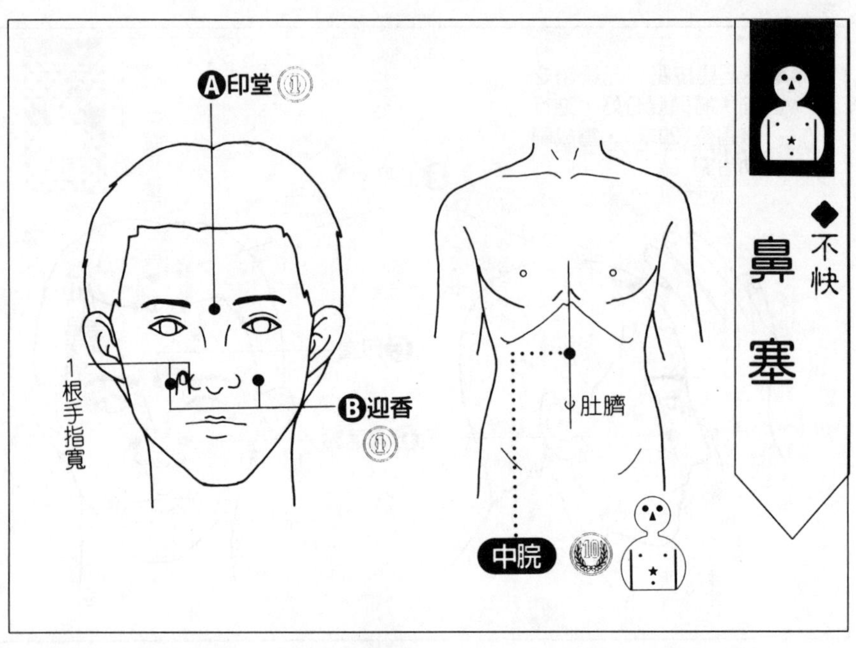

◆不快 鼻塞

鼻腔發炎的症狀，有時會產生倦怠感或微燒。

鼻塞時，如果用口呼吸，不僅喉嚨容易受傷，而且就實用面而言，呼吸量不足，會造成缺氧狀，直接吸入塵埃，刺激咽喉粘膜，具有各種不良的影響。

鼻塞時，缺乏集中力，頭痛，喉嚨痛，聞不到氣味，原因是肥厚性鼻炎，孩子的咽頭扁桃肥大、急性鼻炎，過敏性鼻炎等。也可能是因為睡眠不夠、飲酒過量、藥物所致。

可以利用以下的治療法。

治療法

●使用的三大穴道

★中脘…貼十元硬幣。

●治療點

Ⓐ印堂▼鼻子的正中線上、眉與眉之間…貼一元硬幣。

Ⓑ迎香▼離鼻翼最膨脹處一個手指寬的點…貼一元硬幣。

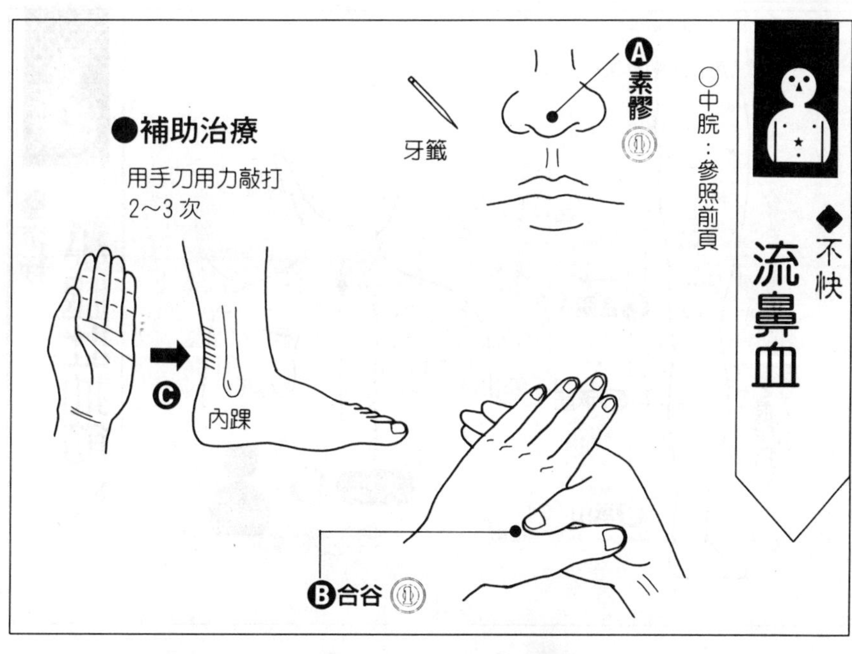

做運動、用力擤鼻涕，或沒有撞傷而突然流鼻血時，常常令人驚慌失措。此外，高血壓患者的流鼻血，是「腦溢血的前兆」，需要注意。

一般人面臨流鼻血時，總是以衛生紙填塞鼻孔，或拔頸窩的三根毛，敲打後脖頸，有許多獨特的止血法。不過，以下的方法既簡單又具有速效性。

治療法

●使用的三大穴道

★中脘…貼十元硬幣。

●治療點

Ⓐ素髎▼鼻尖…用牙籤的尖端用力按壓一分鐘以後，貼一元硬幣。

Ⓑ合谷▼張開拇指與食指，按壓接合部，覺得疼痛處…貼一元硬幣。

●輔助治療

Ⓒ左腳、跟腱部▼足踝上方的五公分附近…不需要矯枉過正，站著或趴著都可以，用手刀用力敲打二～三次。

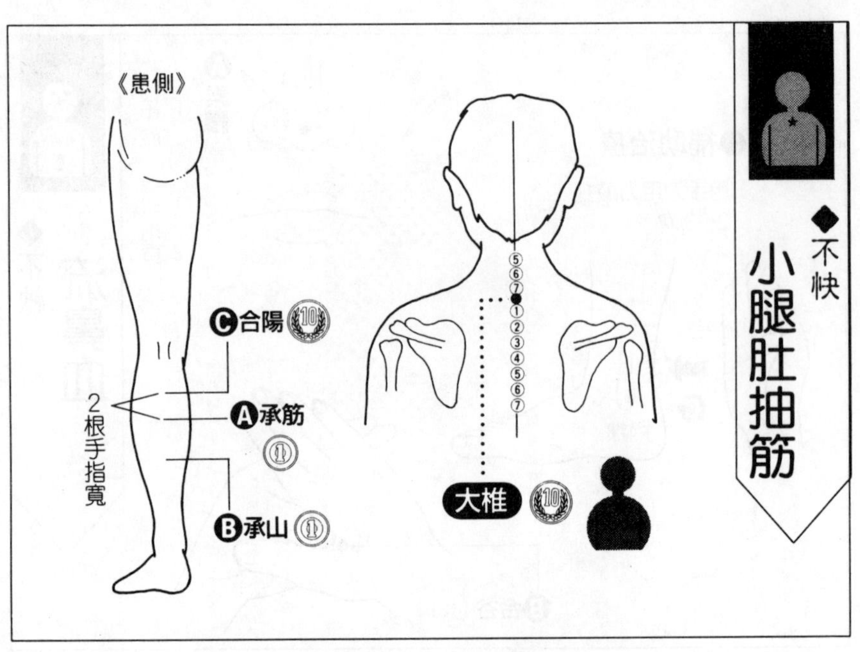

◆不快

小腿肚抽筋

半夜小腿肚突然產生如撕裂般的疼痛而驚醒，簡直像一場夢魘。

小腿肚抽筋，正確的說法，應該是腓腸肌痙攣。是因為腓腸肌（小腿肚）的過度疲勞，或感覺疲勞時腳著涼所造成的。有時老人每天夜晚都會發作。

這裡所介紹的療法，深獲好評。

治療法

●使用的三大穴道

★大椎…貼十元硬幣。

●治療點

Ⓐ承筋▼小腿肚最膨脹處…貼一元硬幣。

Ⓑ承山▼俯臥，腳尖伸直，承筋下方所形成的人形的陷凹處的頂點…貼一元硬幣。

Ⓒ合陽▼承筋上方離膝二個手指寬的點…貼十元硬幣。

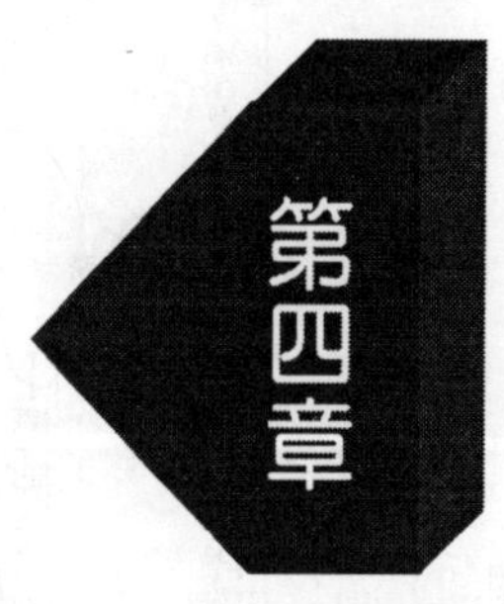

消除煩惱

◆煩惱

冰冷症

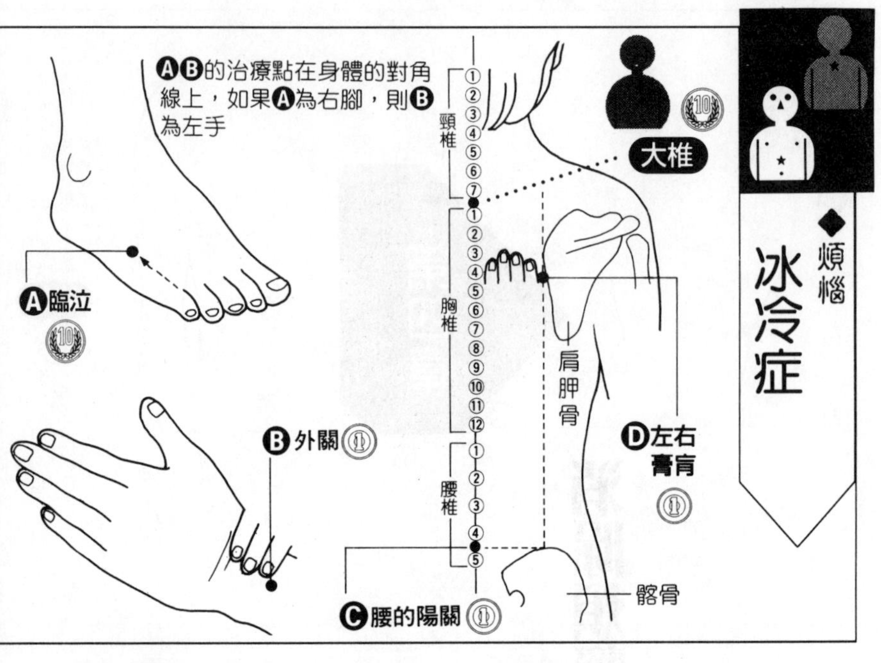

通常，所謂的冰冷症，是指腰、手臂、肩、四肢等某些部分感覺強烈的寒冷，但是虛弱體處、消瘦的人，甲狀腺和腦下垂體的機能減退，荷爾不足而導致寒冷的人，大都是全身寒冷。

出現冰冷症的人，具有如下的兩種型態。

一種是冷冰的部分比其他部分的皮膚更冷。這是該部分的血管收縮、血液循環功能降低所致。原因是掌管血管收縮、擴張的自律神經平衡失調所引起。

另一種是，即使觸摸冷的部分，但是溫度和其他部分的皮膚溫度沒有差別。這是一種心因性的冰冷症，自己覺得因為罹患冰冷症，所以足、腰很冷……。

以下的治療，要參考各項目，分別治療全身性的冰冷症狀各部分的冰冷症。

治療法

●使用的三大穴道

★大椎…貼十元硬體。

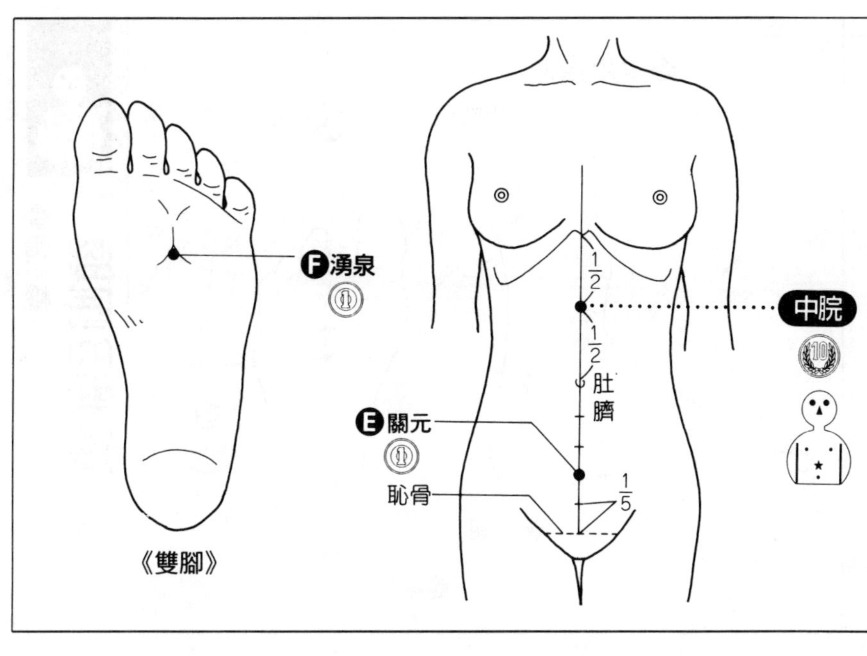

★中脘…貼十元硬幣。

●治療點

A臨泣▼用手指從腳的第四～五趾之間往上擦，手指的停留處……貼十元硬幣。

B外關▼距離手背最近的手腕橫紋中央朝手肘方向三個手指寬的點…貼一元硬幣。

C腰的陽關▼連結左右髂骨的線，與腰椎交叉的高度，在第四～五腰椎間的陷凹中心…貼一元硬幣。

D膏肓▼大椎到胸椎下方第四個陷凹處（第四胸椎下）的中心左右四個手指寬，沿著肩胛骨的點…貼一元硬幣，這就是自古所謂「病入膏肓」的慢性化疾病的治療點，是著名穴道。

E關元▼將恥骨與肚臍（神闕）連結的直線五等份，距離恥骨五分之二的點…貼一元硬幣。

F湧泉▼腳趾朝腳底彎曲，靠近腳趾所形成∧形的陷凹處前端…貼一元硬幣。

◆煩惱
腳底的寒冷

○中脘…參照次頁

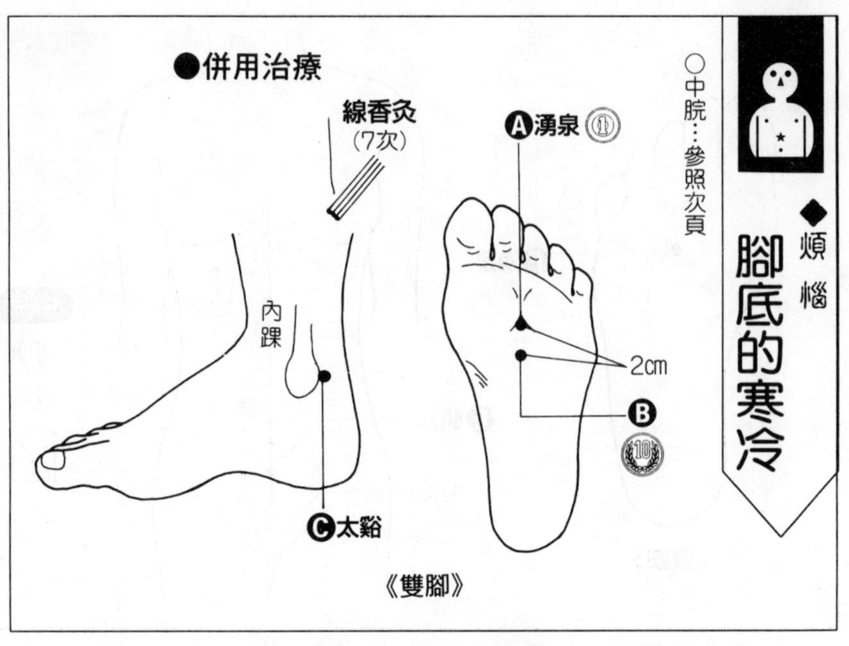

腳底的寒冷，與健康的象徵頭寒足熱完全相反。腳底寒冷，取而代之的，卻有血氣上衝、頭痛、足腰的關節疼痛，全身發冷等障礙出現。

如果是心因性的寒冷，光是想到「好冷啊」，則哪怕是穿再多雙的襪子，也不會覺得溫暖。

利用以下的治療，向腳底的寒冷道別吧！

治療法

●使用的三大穴道

★中脘…貼十元硬幣。

●治療點

Ⓐ湧泉▼腳趾朝腳底彎曲，靠近腳趾所形成的∧形陷凹處的前端…貼一元硬幣。

Ⓑ從湧泉開始，靠近腳跟二公分的點…貼十元硬幣。

●併用治療

Ⓒ太谿▼腳內踝的後緣中央…這裡是調整腎臟系統的重點，要進行七次線香灸。

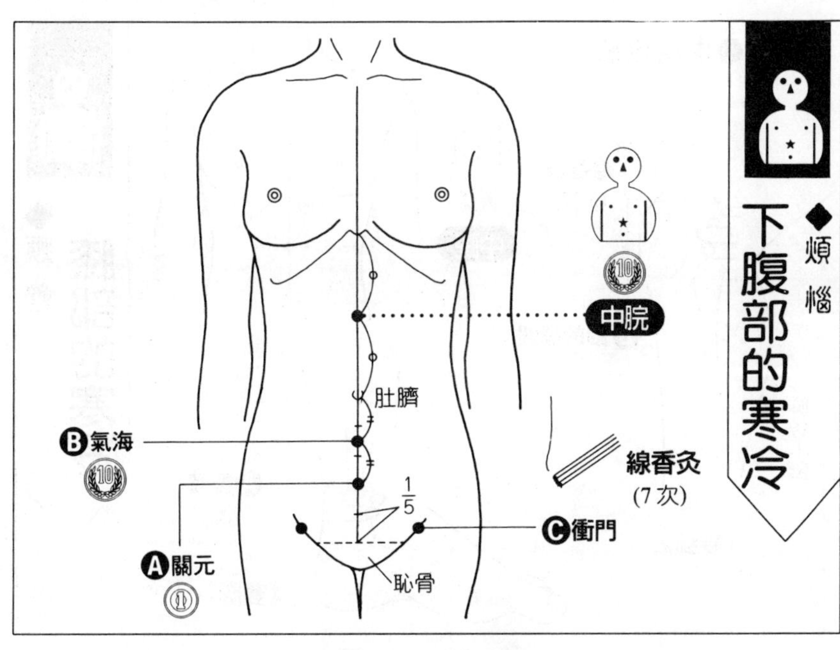

盛夏的午後，一位因為腰痛而前來的老婆婆，其模樣讓我嚇了一跳。

厚厚的褲子上面，裹著兩條尼龍腰捲，上面又覆蓋毛線腰捲，從腰到腹部，佈滿了痱子。但是她仍然訴說著下腹部寒冷。

這時除了腰痛以外，也一併為她治療下腹的寒冷。

治療法

●**使用的三大穴道**

★**中脘**…貼十元硬幣。

●**治療點**

Ⓐ**關元**▼恥骨與肚臍連結的直線五等份，距離恥骨五分之二的點…貼一元硬幣。

Ⓑ**氣海**▼關元與肚臍連結直線的正中央…貼十元硬幣。

●**併用治療**

Ⓒ**衝門**▼腹股溝部的中央…這裡對於脫腸、睪丸炎、腹水具有療效。但是因為是大腿的摺疊處，因此要避免燙傷。反覆進行七次線香灸。

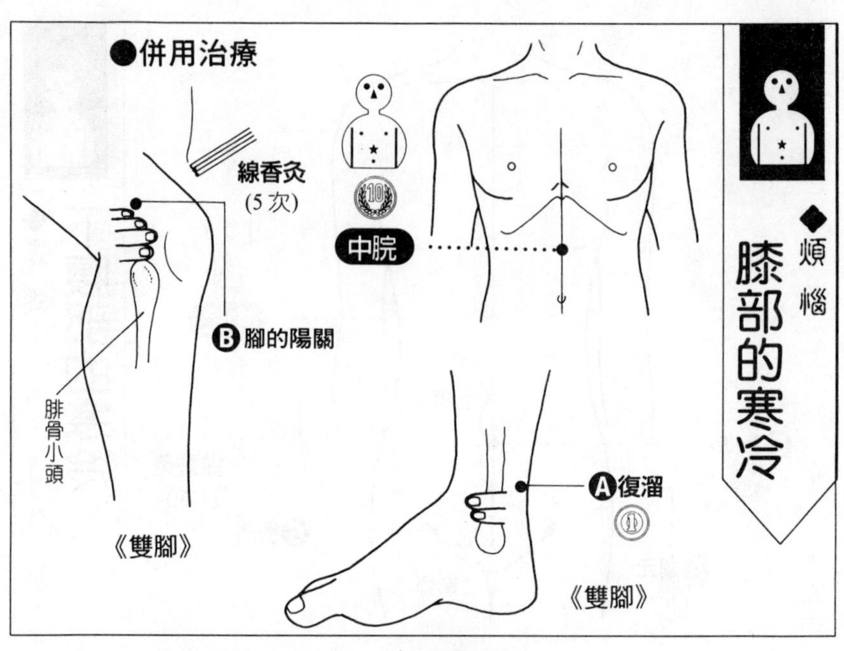

「冰冷症」不是女性的專利品。前一陣子，一位二十五歲的男性前來找我治療。

「從大腿到膝，非常的寒冷，在房間裡面，膝的周圍就好像被隆冬時節的風吹過一樣，感覺十分的寒冷。」

觸摸其周邊，並不是很冷，只是自己覺得冷而已。

利用以下的治療，一次就ＯＫ了。

●使用的三大穴道

★中脘…貼十元硬幣。

●治療點

Ⓐ復溜▼內踝上緣朝膝的方向距離二根手指的寬度，脛骨與跟腱之間的陷凹處…貼一元硬幣。

●併用治療

Ⓑ足的陽關▼膝外側的突起骨（腓骨小頭）的上緣距離四根手指的寬度正上方的點…反覆進行五次線香灸。

◆煩惱 腰部的寒冷

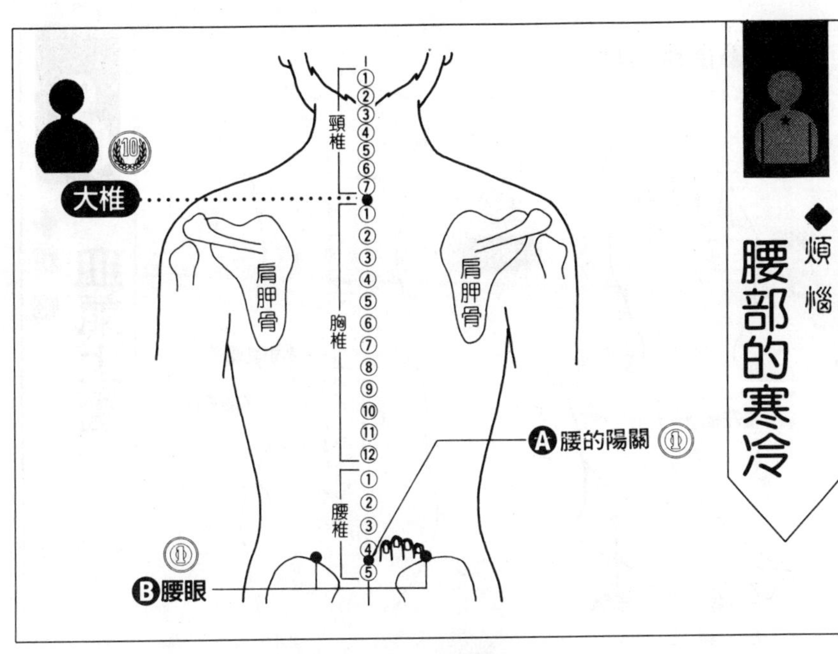

很多人一旦上了年紀，就有腰部發冷的苦惱。

到了冬天時，感覺腰部可能又會發冷，這是心因性的現象，春天到夏天時，寒冷的症狀就會痊癒了。腰痛症的人的寒冷，大都是腰部的血管障礙所造成的，夏天時，即使汗流浹背，也一樣穿很多件衣服。

不論是哪一種寒冷，都可利用以下的方法治療。

治療法

●使用的三大穴道

★大椎…貼十元硬幣。

●治療點

Ⓐ腰的陽關▼骼骨左右上緣連結線交叉的腰椎高度，在第四～五條腰椎之間的陷凹處的中心…貼一元硬幣。腳也有**陽關穴**，所以我必須要特別說明的是「腰」還是「足」的陽關穴。這些都是重要的治療點。

Ⓑ腰眼▼腰的陽關的左右寬四根手指處，傷眼睛一樣的陷凹處…左右的腰眼各貼一元硬幣。

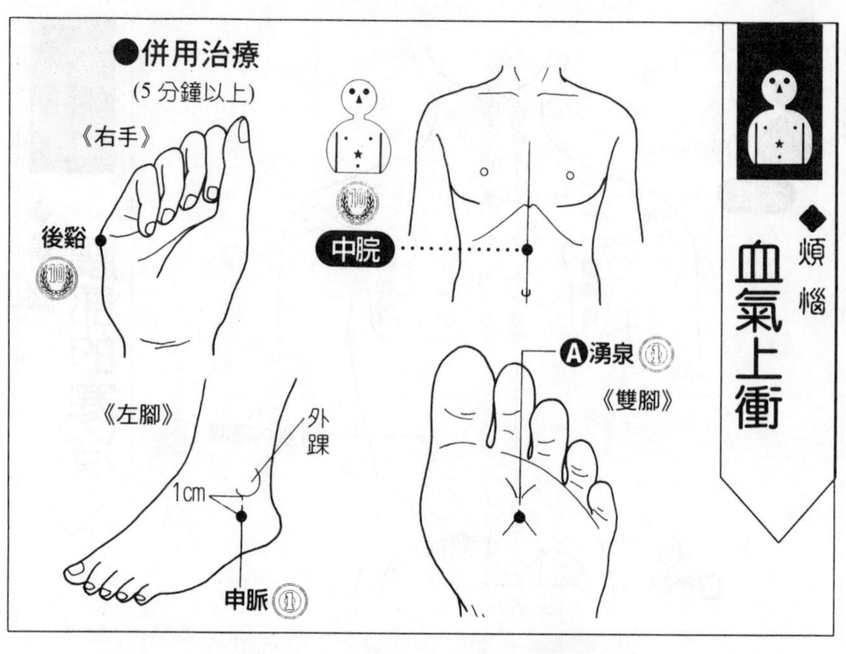

「頭部發脹，臉部發燙，整個頭都冒汗了。」很多患者會如此地訴說著。

我們將這種症狀稱為血氣上衝。以下的治療，乃是利用氣功小周天的練習，使氣循環，讓氣停止在額頭，效果卓越。

治療法

●**使用的三大穴道**

★中脘…貼十元硬幣。

●**治療點**

Ⓐ湧泉▼腳趾朝腳底彎曲，靠近腳趾所形成的∧形陷凹處的前端…貼一元硬幣。

●**併用治療**

右手的後谿貼十元硬幣，左腳的申脈貼一元硬幣。心平氣和，將情緒帶到腳底的「湧泉」。時間最好花五分鐘以上，進行多久都無妨。

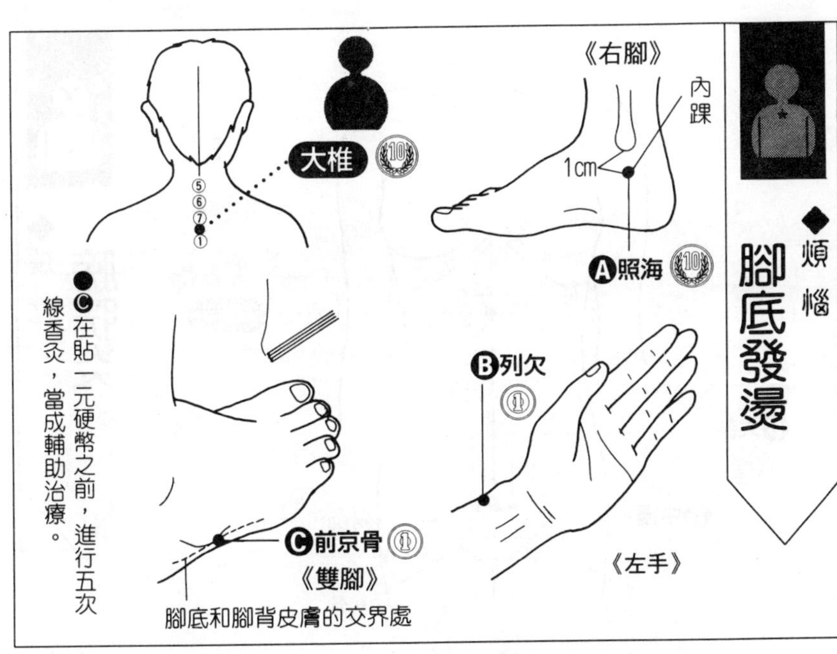

腳底發冷是很痛苦的事，但是腳底發燙，也不是一件輕鬆的事。

冬天下了班回家後，腳必須泡水才能感覺稍微放鬆。睡覺時，腳必須伸出在被子外面，夏天睡覺時，甚至要利用冰敷的方法。健康人是「頭寒足熱」，但是到了這種地步，算是知覺神經的一種異常症狀。然而，這種患者倒也不少。

治療法

●使用的三大穴道

★大椎…貼十元硬幣。

●治療點

Ⓐ右腳的照海…貼十元硬幣。

Ⓑ左手的列欠…貼一元硬幣。

Ⓒ前京骨▼腳的小趾側側面中央隆起的骨。骨的趾尖側緣、腳底與腳背皮膚的交界處…貼一元硬幣。如果皮膚的交界處不明，貼在側面也無妨。

●輔助治療

Ⓒ前京骨…在貼一元硬幣之前，反覆進行五次線香灸。

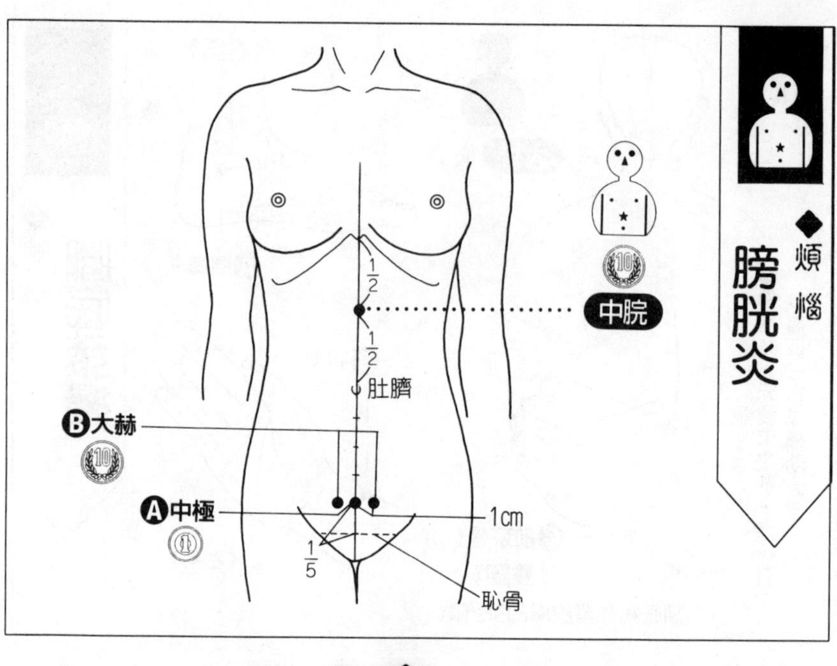

初夏時節，有數位女性患者前來接受膀胱炎的治療。

昔日，膀胱炎多半在冬天出現，現在則由於冷氣的普及，最近膀胱炎也成為夏天的疾病了。發症時，不僅有頻尿、殘尿感，排尿時疼痛或出現發炎時，尿呈鮮紅色，甚至出現血尿。原因大都是來自大腸菌。女性的尿道較短，接近肛門，所以比較容易感染大腸菌。難治的膀胱炎，利用以下的治療，能夠迅速改善。

治療法

●使用的三大穴道

★中脘…貼十元硬幣。

●治療點

A中極▼恥骨與肚臍連結的直線分為五等分，距離恥骨五分之一的點…貼一元硬幣。這裡是對於泌尿器官疾病，尤其是對於膀胱炎特別有效的穴道。

B大赫▼中極側面一公分的點…中極會集中氣力，因此貼十元硬幣。

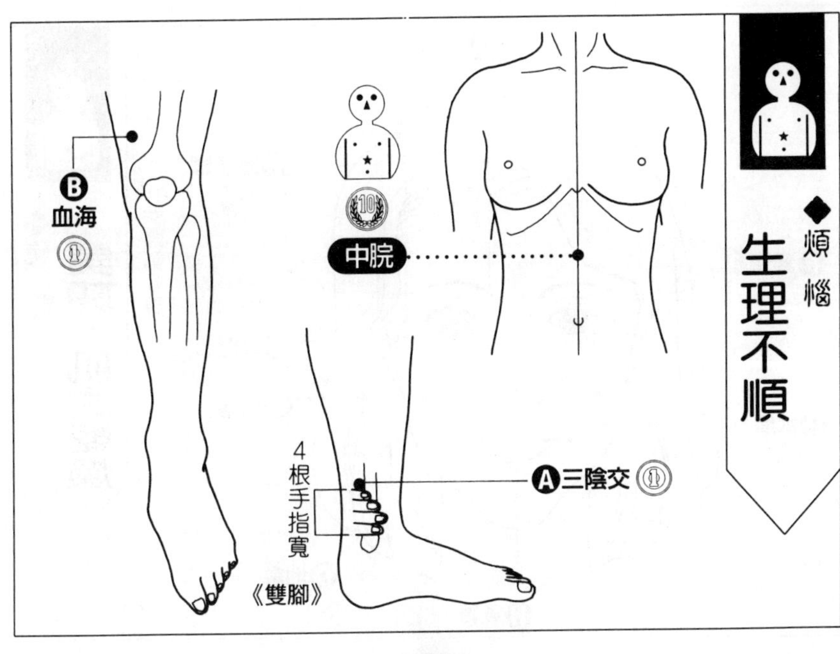

「還不到五年，經過這一段時間的治療，又有生理期了。一則以喜，一則以憂。」

每過中年的女性患者，面露無奈的表情對我訴說著。停經後的生理期再開，表示身體恢復了年輕，心中當然很高興。卻因為生理的煩惱而感到厭煩。

如果是異常的生理現象，會出現下腹痛、頭痛、腰痛、噁心等症狀，這也可以說是女性的宿命，的確很痛苦。但是可以借助以下的治療來擺脫痛苦。

治療法

●使用的三大穴道

★中脘…貼十元硬幣。

●治療點

Ⓐ**三陰交**▼從內踝上緣朝膝的方向四根手指寬的距離，脛骨後緣的壓痛點…貼一元硬幣。

Ⓑ**血海**▼伸直腳，膝用力時，膝腳內角上部距離三根手指寬的附近所形成的陷凹處的壓痛點…貼一元硬幣。

◆煩惱
美顏、肌膚乾燥

○中脘…⑩參照第3頁

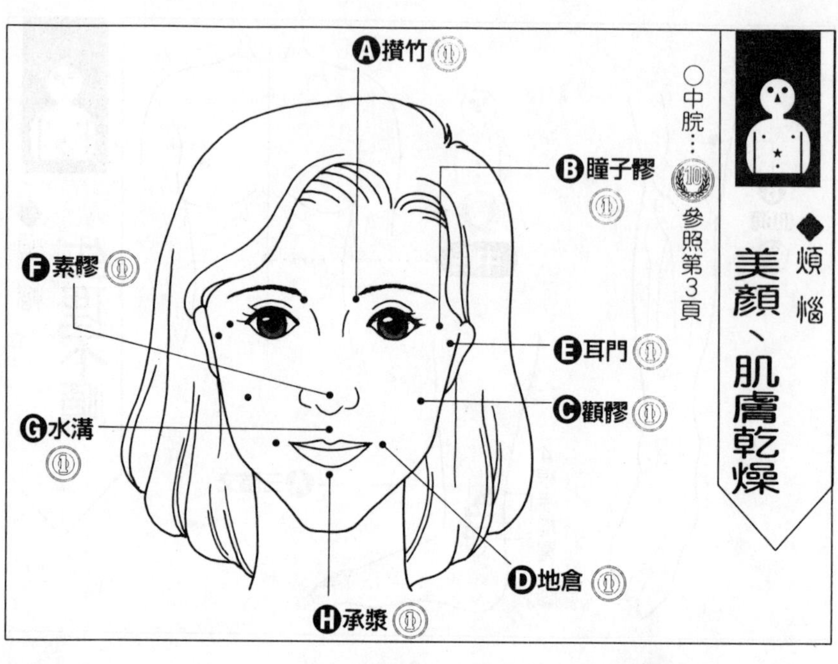

東方醫學認為「皮膚是內臟之鏡」。美顏及肌膚乾燥的治療，穴道與內臟有密切的關係，只要持續治療，也能夠改善婦女病。

治療法

●使用的三大穴道

★中脘…貼十元硬幣。

●治療點

以下的十三點，用一元硬幣以中度的強度一處摩擦五秒鐘。

Ⓐ攢竹▼眉毛頭的陷凹處。

Ⓑ瞳子髎▼眼尾的外側，手指滑向耳的方向，越過眼窩處。

Ⓒ顴髎▼從眼尾下降的線與從鼻翼朝側面伸展的線交叉處的陷凹處。

Ⓓ地倉▼距離嘴角一公分的點。

Ⓔ耳門▼耳珠上方根部的前方。

Ⓕ素髎▼鼻子的前端。

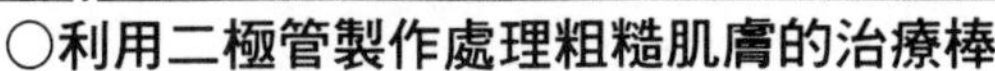

○利用二極管製作處理粗糙肌膚的治療棒

①將 2 隻二極管焊接在一起

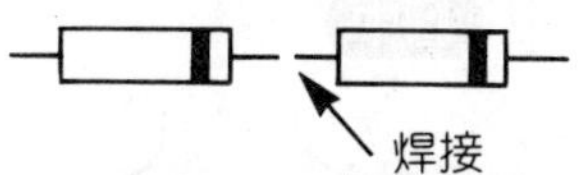

②放入前端尖狀的金屬管中

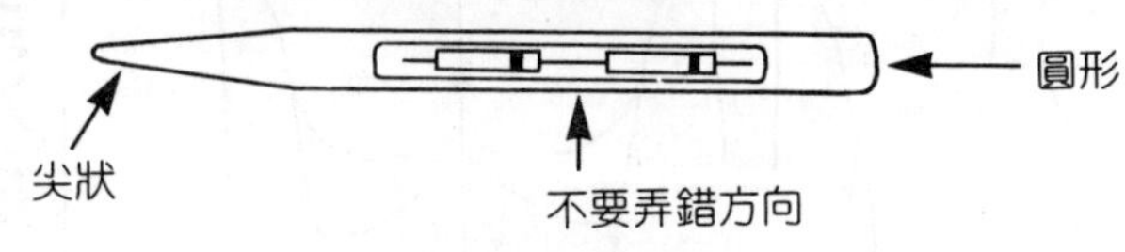

③「補」可以治療粗糙的肌膚
「瀉」可以消除疼痛

瀉　　補

＊二極管是收音機的零件，金屬管可以利用壞掉的免削鉛筆管等

Ⓖ水溝▼鼻下，人中的中央。

Ⓗ承漿▼顏面正中線上，下唇下方陷凹的中央。

只要對這些部位進行治療即可，可以期待驚人的效果。

攢竹是膀胱經，**瞳子髎**是膽經，**顴髎**是小腸經，**地倉**是胃經，**耳門**是三焦經，顏面正中線上的**素髎**、**水溝**為督脈，承漿為任脈。

以上的十三處，各屬不同的內臟，刺激這些部位，就會對內臟造成影響。

※　※　※

◎上圖是「家庭療法研究會」用以治療美顏、肌膚乾燥的治療棒，特別在此介紹給大家。

家庭療法研究會
〒124 日本國東京都葛飾區東立石3—37—3
Tel 03（3696）2424

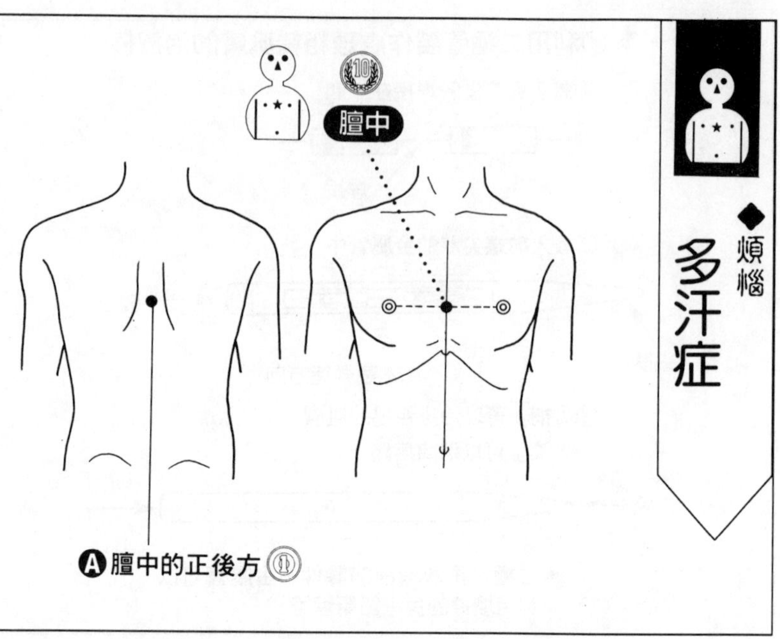

◆煩惱
多汗症

發汗，包括溫熱性發汗與精神性發汗。

溫熱性發汗的目的是調節體溫，蒸發汗時，利用氣化熱調節體溫。通常，經常坐著的人，也會有一點五公升～二公升的發汗。而發汗現象會因為高溫高濕或熱及運動而增加。

發汗部分，除了手掌與腳底以外，全身尤其是臉、身體、手腳的外側容易發汗。

精神性發汗，則是精神興奮時，手掌、腳底、腋下等會分泌出汗，與氣溫、濕氣無關，會因為驚訝、緊張、恐懼等精神活動而發汗。

「你看，流這麼多的汗……」

患者走進大門，用毛巾代替手帕來擦汗，從頭、臉到胸部，不停地擦拭著汗水。

毛巾濕漉漉的，看看這個人，雖然覺得擦汗是煩人的事情，但是卻未因為流汗而疲倦。

稍微有點熱，全身汗流浹背的多汗症，是屬於濕熱性發汗的體質，只要沒有罹患腫瘤、發炎性疾病、糖尿病，就不用擔心了。

這一類的多汗，對於調節體溫而言，是不可或缺的要素，如果任意止汗，會使體調崩潰，反而有害。

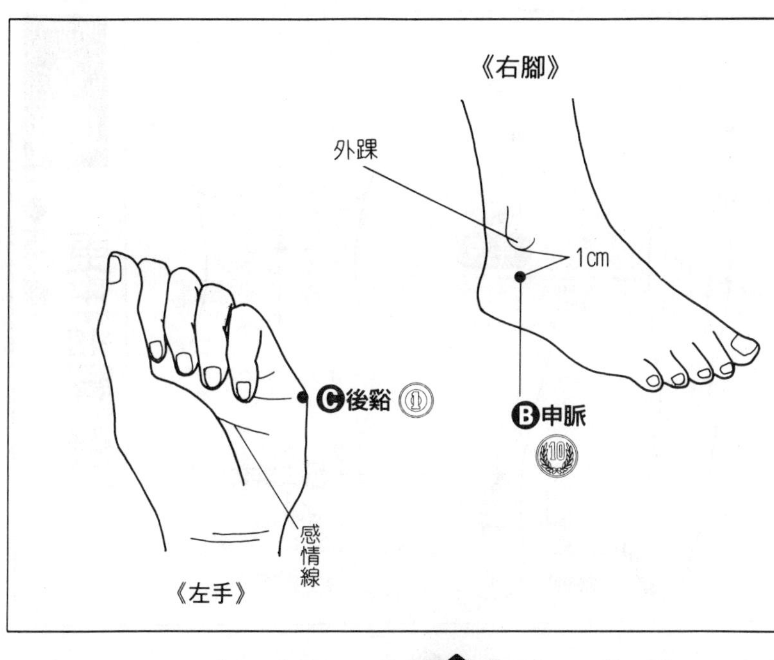

若是原因在於肥胖、心臟疾病等，則與其擔心汗，還不如擔心因為肥胖而造成的腦梗塞、高血壓以及心臟障礙等。

另一方面，腳底、手掌等部分出現多汗症，則是屬於精神的發汗。腋下的多汗，除了精神的發汗以外，也加上對於溫熱敏感的要素在內。

多汗症的汗突然停止時，身體會出現毛病，需要利用以下的治療，慢慢地改善。

治療法

●使用的三大穴道

★膻中…貼十元硬幣。

●治療點

Ⓐ膻中的正後方（參照心悸、呼吸困難項）▼控制交感神經，要貼一元硬幣。

Ⓑ右腳的申脈▼外踝下緣中央一公分下方的陷凹處…貼十元硬幣。

Ⓒ左手的後谿▼手掌朝上握拳時，小指側的側面形成粗大折紋的前端…貼一元硬幣。

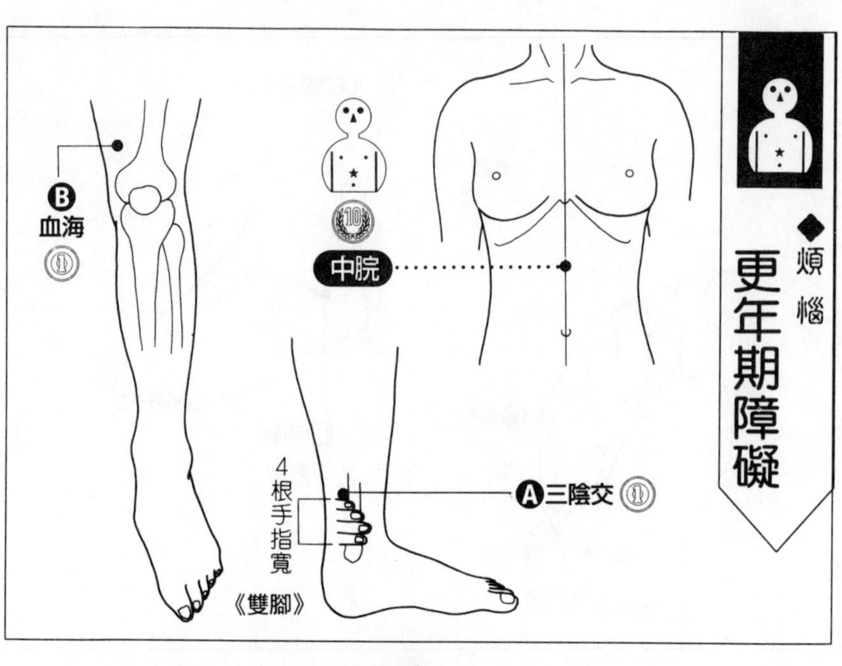

更年期，是從成熟期移到老年期身體的大轉換期，大約始於四十六、七歲。

男性也有更年期，但是女性因為荷爾蒙與自律神經的平衡失調，因此症狀比男性嚴重數倍。

頭痛、肩膀痠痛、頭昏眼花、手腳冰冷、疲勞感、胃腸障礙、失眠症、憂鬱、不安感、焦躁感、歇斯底里等症狀會出現，但是具有個人差，十%的人會出現激烈的痛苦，而七十五%的人卻沒什麼感覺。

不妨進行以下的治療，過著快樂的每一天。

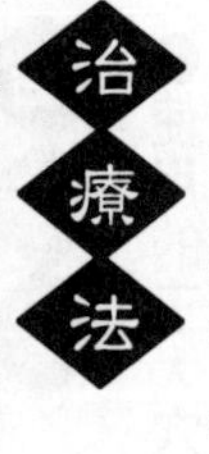

●使用的三大穴道

★中脘…貼十元硬幣。

●治療點

Ⓐ三陰交▼腳內踝上緣朝膝的方向寬四根手指的距離，沿著脛骨後方的點…婦科疾病的特效穴，貼一元硬幣。

Ⓑ血海▼髕骨（膝蓋骨）內側上緣三根手指寬處，伸直膝用力時隆起的肌肉的中央陷凹處…貼一元硬幣。

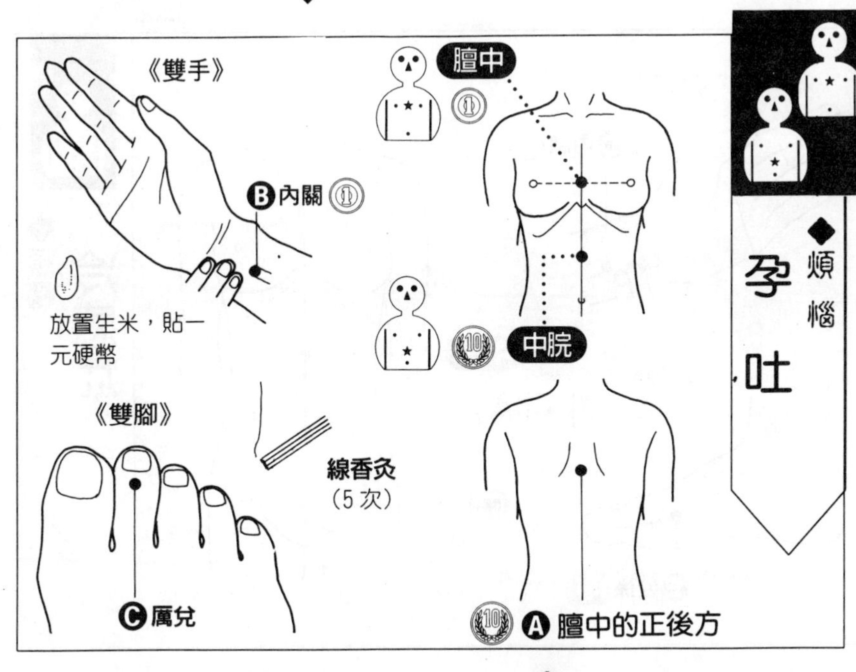

聞到剛煮好的飯的味道就想吐，想吃酸的東西，噁心、嘔吐，甚至有人不勝其苦而想要墮胎。

懷孕初期會出現孕吐的現象。受精卵在子宮著床後，成為胎兒，一天以好幾倍的速度不斷地成長。母體受到這種作用，而出現了各種症狀。症狀之一，即是孕吐。

治療法

●使用的三大穴道

★**中脘**…貼十元硬幣。

★**膻中**…貼一元硬幣。

膻中，不是當成三大穴道來使用，乃是當成治療點來使用，因此貼一元硬幣。

●治療點

Ⓐ**膻中的正後方**…貼十元硬幣。

Ⓑ**內關**▼最接近手掌的手腕橫紋中央，朝手肘方向距離三根手指寬的點…放一粒生米，再貼一元硬幣。

Ⓒ**厲兌**▼距離腳的第二趾指甲生長處中央三公釐的點…反覆進行五次線香灸。

◆煩惱 冷感症

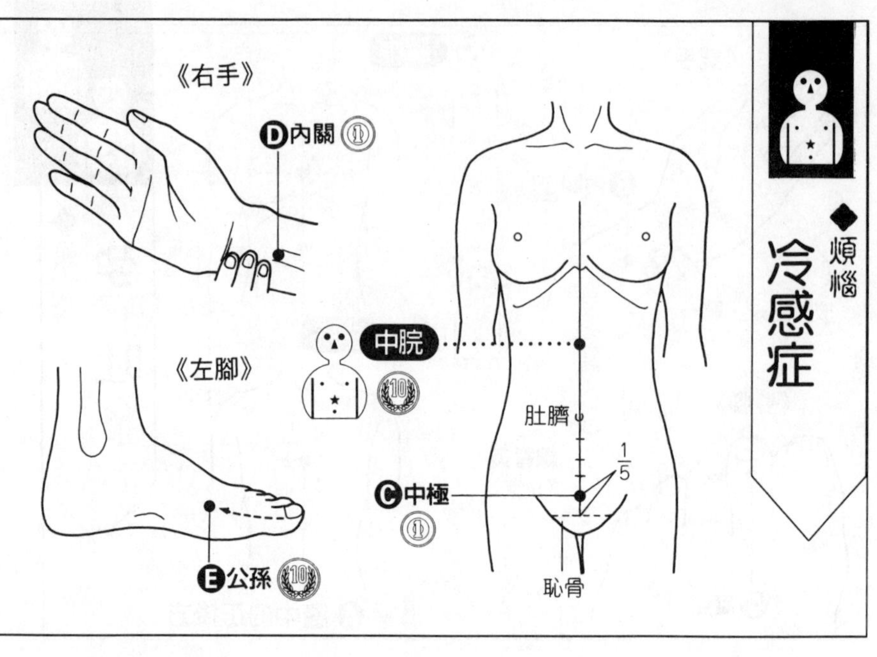

在我擔任採訪記者時，曾訪問當時一位著名的性醫學醫師。他說：

「根據我的調查資料，在繁華街風流的妻子九○%都是冷感症。」

理由是：

「自己得不到快感，原因是丈夫不行。」

因此想要更換性對象，結果卻養成了風流的習性。

當然，也有一些女性因為自己的冷感而被丈夫拋棄。

有些丈夫甚至對妻子說：「妳既不叫也不哼，我好像抱了個木頭人似的，真是無趣。」

有了孩子之後才離婚，的確是一件悲慘的事。

冷感症是沒有性慾，但是不感症是指有一般的性慾，只是缺乏性感罷了。有性慾而無性感，也許比起無性慾的冷感症更為不幸吧！不！不只是冷感症的女性，對於男性而言，也是一種不幸。

不妨利用以下的治療來創造幸福美滿的夫妻生

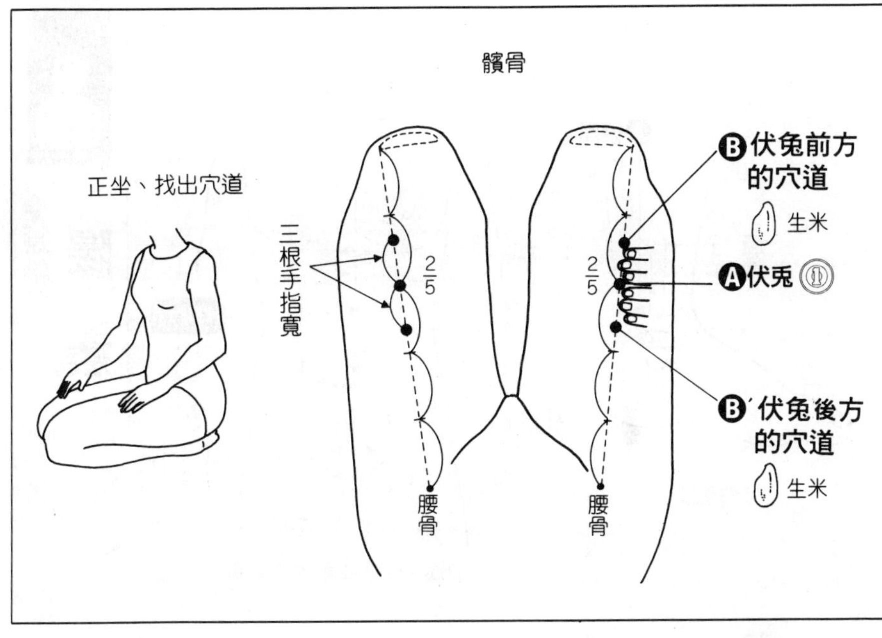

活吧！

治療法

●**使用三大穴道**

★中脘…貼十元硬幣。

●**治療點**

Ⓐ**伏兔**▼正坐，髕骨（膝蓋）外側與大腿根部的腰骨連結線五等分，距離膝蓋五分之二的點，找尋壓痛的穴道…貼一元硬幣。

ⒷⒷ**伏兔的前後**▼從**伏兔**朝膝、大腿距離三根手指寬的點有壓痛處…雙腳的四處貼生米。

Ⓒ**中極**▼將恥骨與肚臍連結的直線五等分，距離恥骨五分之一的點…貼一元硬幣。

Ⓓ**右手的內關**▼最接近手掌的手腕橫紋中央，朝手肘的方向距離三根手指寬的點…貼一元硬幣。

Ⓔ**左腳的公孫**▼從腳拇趾根部（腳底心側）沿著蹠骨下緣往上擦，手指停留處…貼十元硬幣。

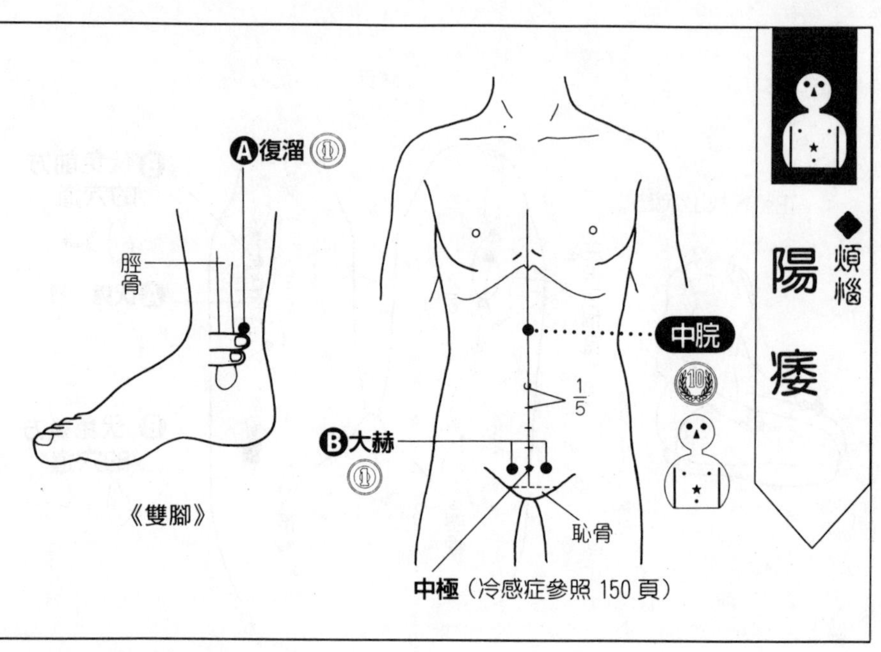

東方醫學把陽物無法勃起，稱為「陽痿」。

陽痿，是性器本身的毛病，或是因為交通意外事故，導致腦或脊髓的中樞神經受損所致。遺憾的是，如果是這一類型的陽痿，則利用三大穴道治療，也不可能復原。可是，大部分的陽痿，都是在文明機構中精神的壓力或機能的老化所造成的，有很多例子是因為肉體的失調、對於性交的不安，或對於環境的不安所造成的。

但是，我們人類對於強精——強性的願望十分的強烈，甚至年過七十歲的人還想探尋增強性能力的藥物。

只是充斥於街頭巷尾的藥物、營養劑，不見得真的有效。精力、耐力的衰退，是全身機能的衰退，原因可能出在肝臟、腎臟系統的異常。治療方面，不要一味地追求精力，包括全身在內，必須補肝腎，才能夠提升精力或性能力。

平常就要消除疲勞，儲備精神力與體力，同時也要進行以下的治療。

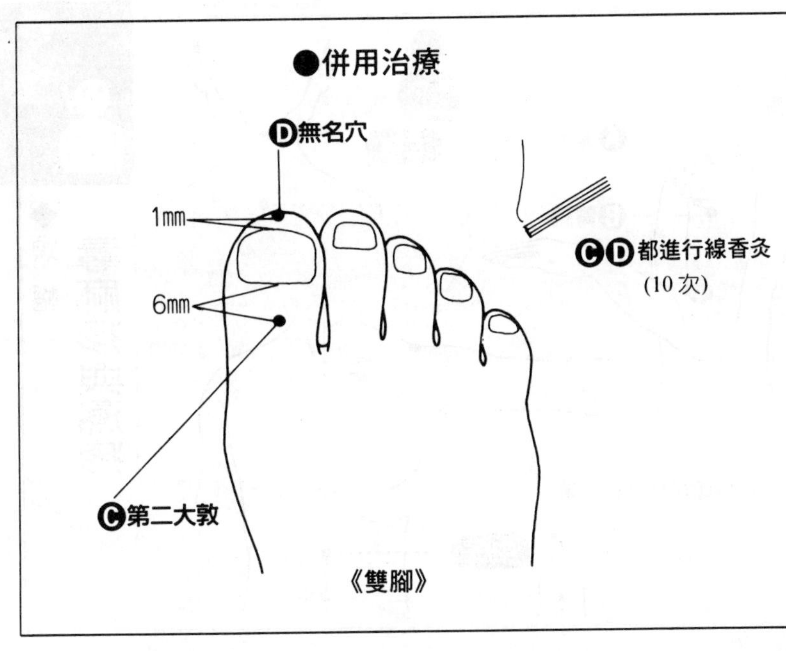

治療法

●使用的三大穴道

★中脘…貼十元硬幣。

●治療點

Ⓐ**復溜**▼內踝上緣朝膝的方向二根手指寬的距離，脛骨與跟腱之間的陷凹處…是積存精力處，要貼一元硬幣。

Ⓑ**大赫**▼中極側面一根手指寬的點…貼一元硬幣。

●併用治療

Ⓒ**第二大敦**▼距離腳拇趾指甲生長處中央六公釐的點…根據經驗了解到這是使精力倍增的穴道，反覆進行十次的線香灸。

Ⓓ**無名穴**（是增強精力的特殊穴，但是沒有名稱）▼第二大敦線上，從腳趾尖朝向手指尖距離一公釐的點…在這裡反覆進行十次線香灸。

◆煩惱

蕁麻疹與濕疹

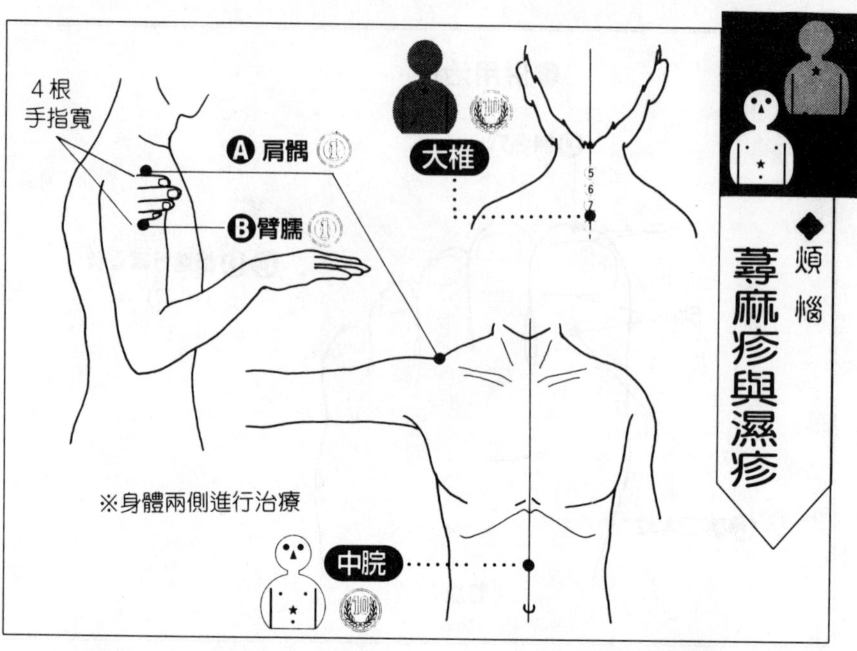

蕁麻疹與濕疹奇癢難耐，而且不容易治療的疾病，但是下面的療法能夠展現奇蹟。

治療法

●使用的三大穴道

★大椎…貼十元硬幣。

★中脘…貼十元硬幣。

●治療點

依疾病的不同，首先要進行以下的治療。

Ⓐ蕁麻疹要利用肩髃▼手臂朝側面水平上抬，肩膀前後出現陷凹處，在其前方的陷凹處…貼一元硬幣。

Ⓑ濕疹要利用臂臑▼從肩髃朝食指方向距離四根手指寬的點…貼一元硬幣。其次，患部要進行以下的治療。

患部潮濕時

接近患部的周圍貼一元硬幣，距離一～二公分處貼十元硬幣。

患部乾燥時

接近患部的周圍貼十元硬幣，患部中貼一～二枚一元硬幣。

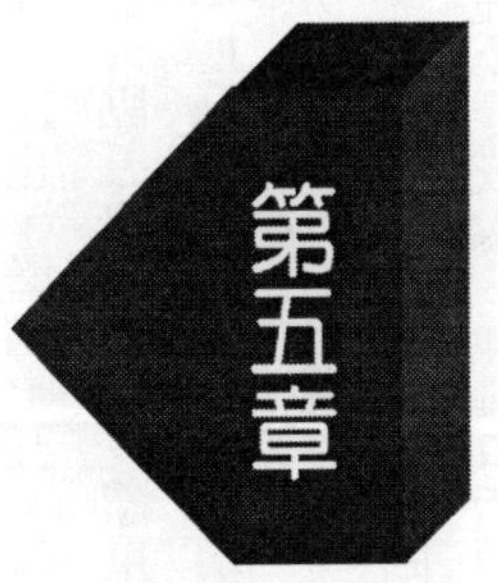

兒童治療

關於兒童治療

嬰幼兒並不是小的大人，是尚在發展中的人，而且發育成長非常的顯著。新生兒的腦，大腦、小腦總計四〇〇g，但是出生八個月後，增加為二倍，三歲兒增加為三倍，幾乎與成人相同。就神經面來看，腦的重量，到了三、四歲兒時，與成人相同。而肉體的發育，從受孕開始到生產為止，體重增加九億倍。出生以後到成人為止，增加十五～二十倍。身高從三十～四十公分增加為一七〇公分。成長最快速的五歲兒，身高增加一點五倍～二倍，體重增加五點五倍。同時，內臟諸器官也不斷地成長。

因此，嬰幼兒的發病，像發燒、嘔吐、下痢、痙攣、因發作而引起的呼吸困難——等等的症狀是急性的，但是也能夠迅速痊癒。

因此，在治療時，與成人不同。

嬰幼兒不像成人一樣具有明顯的經絡或穴道。

用來治療的穴道，即使難以找到正確的位置，但是刺激其周圍，就能夠強化維持健康體的生物體恒常功能。

嬰幼兒的身體也能夠充分接受這種刺激。當然，如果是距離太遠的刺激，則是另外一種刺激。

雖說是刺激，但是在大人的眼中看來，只要是輕微的程度就足夠了。

如果擔心程度不夠而給予過剩的刺激，則非但無效，反而會使兒童疲累。

務必牢記這一點之後才進行治療。

◆兒童治療

暴躁

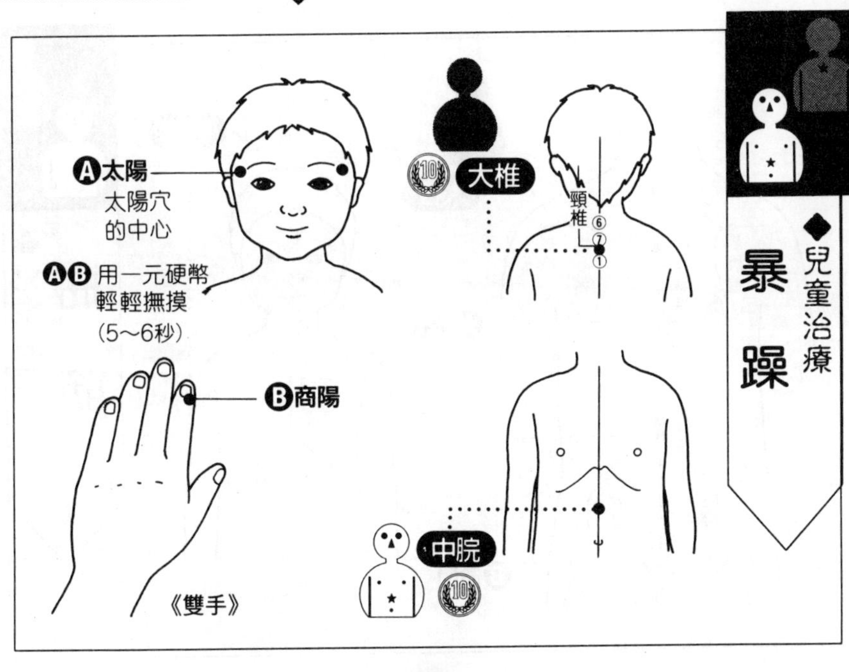

「暴躁」簡言之，是嬰幼兒神經症的一種，就是兒童歇斯底里的毛病。

一點點的小事就哭個不停，或是摔東西，暴跳如雷。如果制止這種躁狀態，則有可能轉為疾病的狀態，變成不能站、坐、走路或出聲等。

這也是助長興奮、精神感動等精神不平靜的關鍵。

以下的治療，乃是消除暴躁的治療，具有速效性。

治療法

●**使用的三大穴道**

★**大椎**…貼十元硬幣。

★**中脘**…貼十元硬幣。

●**治療點**

Ⓐ**太陽**▼太陽穴的中心…兩邊的太陽，用一元硬幣輕輕撫摸五～六秒鐘。

Ⓑ**商陽**▼在食指靠近拇指側的指甲生長處…雙手的商陽用一元硬幣輕輕撫摸五～六秒鐘。

◆兒童治療

抽筋

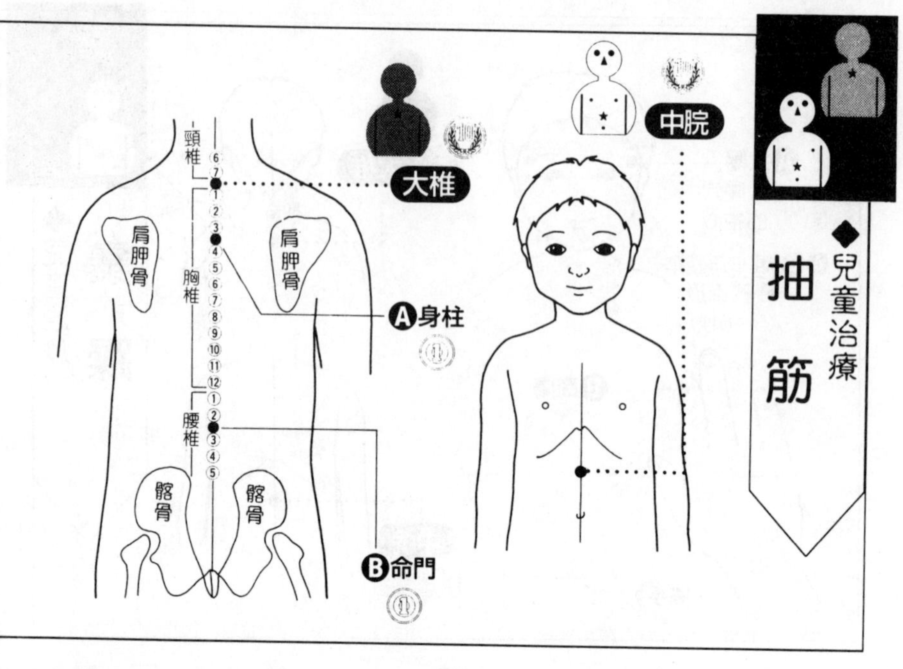

二、三歲之前的嬰幼兒會出現「抽筋」，原因多半來自便秘，但是熱性痙攣，則是「痙攣性體質」，是由容易引起痙攣的體質所造成的。

擁有痙攣性體質，再加上先前的便秘以及感冒，乃是引發抽筋的關鍵。尤其是因為扁桃腺炎而發燒時，容易誘發抽筋。此外，長牙時或下痢、發燒時，也容易引起痙攣或抽筋。

如果熱性痙攣是「持續高燒，短時間反覆出現痙攣現象，痙攣痊癒之後，意識不清」，這時，可能是腦炎、腦膜炎、消化不良性中毒症等。如果是腦膜炎、急性傳染病、中毒症等，則必須趕緊送醫急救。

引起熱性痙攣時，不要慌張，可以進行以下的治療。此外，持續進行這個治療，能夠改善「痙攣性體質」，所以就算治好了當時的痙攣，但是在孩子五～六歲之前，每個月仍要進行一～二次的治療。

嬰幼兒的經絡尚未完全出現，因此只要進行**身柱**與**命門**的治療就夠了。

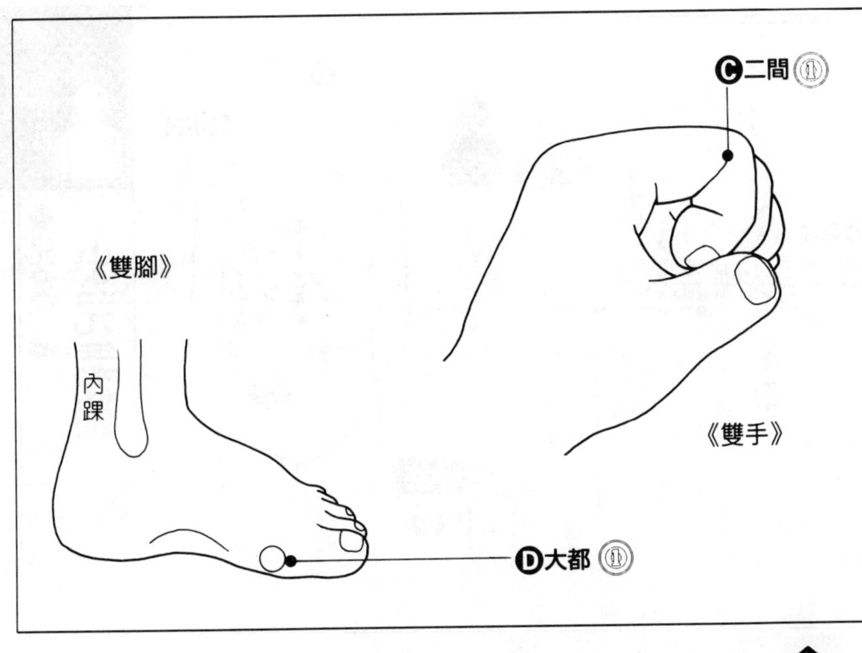

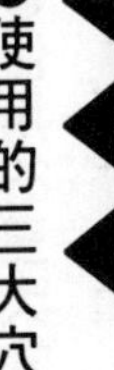

●使用的三大穴道

★大椎…貼十元硬幣。

★中脘…貼十元硬幣。

●治療點

Ⓐ身柱▼從大椎算起，胸椎下方第三個（第三胸椎）的陷凹處…用一元硬幣的面輕輕撫摸五次。

Ⓑ命門▼左右髂骨上緣連結線的高度，第四、五腰椎間的陷凹處，從這兒開始，腰椎上方第二個（第二腰椎下方）的陷凹處…用一元硬幣面輕輕撫摸五次。

Ⓒ二間▼拇指朝上彎曲食指時所形成的第二關節折紋頭…用一元硬幣面輕輕撫摸五次。

Ⓓ大都▼腳拇趾根部關節內側（腳底心側），指尖邊緣…這裡也用一元硬幣面輕輕撫摸五次。

◆兒童治療

小兒氣喘

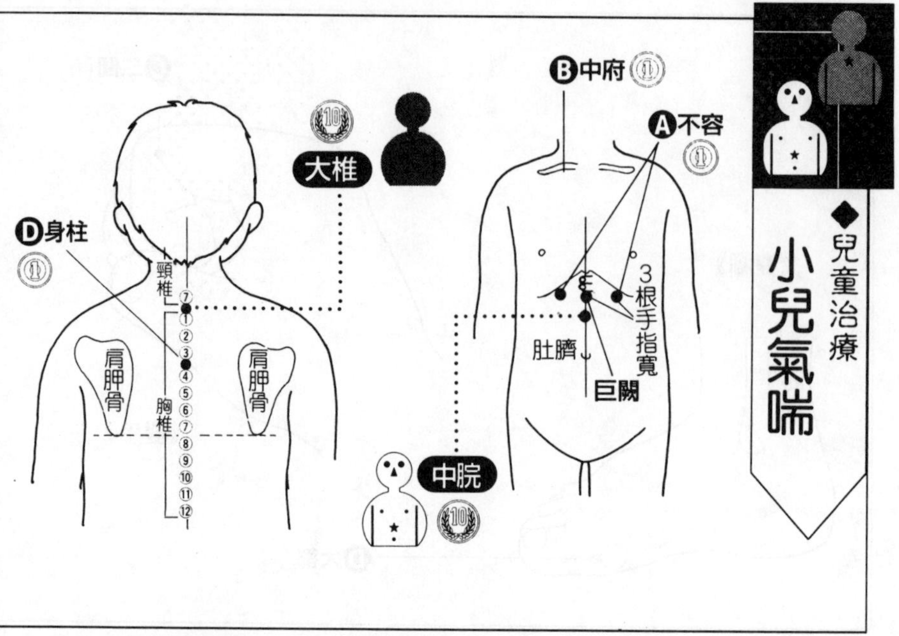

呼氣突然成為吸氣的三倍，而且喘鳴、笛聲音非常的激烈，發冷、發汗、頻脈、嘴唇發紫、起坐呼吸，沒有辦法躺著呼吸，只好坐著。

顏面蒼白，非常的痛苦，好像隨時都有氣絕的危險，真是不忍卒睹。小兒氣喘以滲出性體質（皮膚與粘膜較弱的體質）或神經性體質（因為神經質而臉色不好）的嬰幼兒較容易發生。此外，也能來自遺傳性的氣喘體質。

氣喘體質造成的小兒氣喘，會因為食物、花粉、動物的毛，羽毛等過敏原（過敏物質）而引起外因性氣喘，或因為感冒、寒冷、氣候的變化等而引起內因性氣喘。

平常加以治療的話，就不容易引起氣喘發作。

治療法

●使用的三大穴道

★大椎…貼十元硬幣。

★中脘…貼十元硬幣。

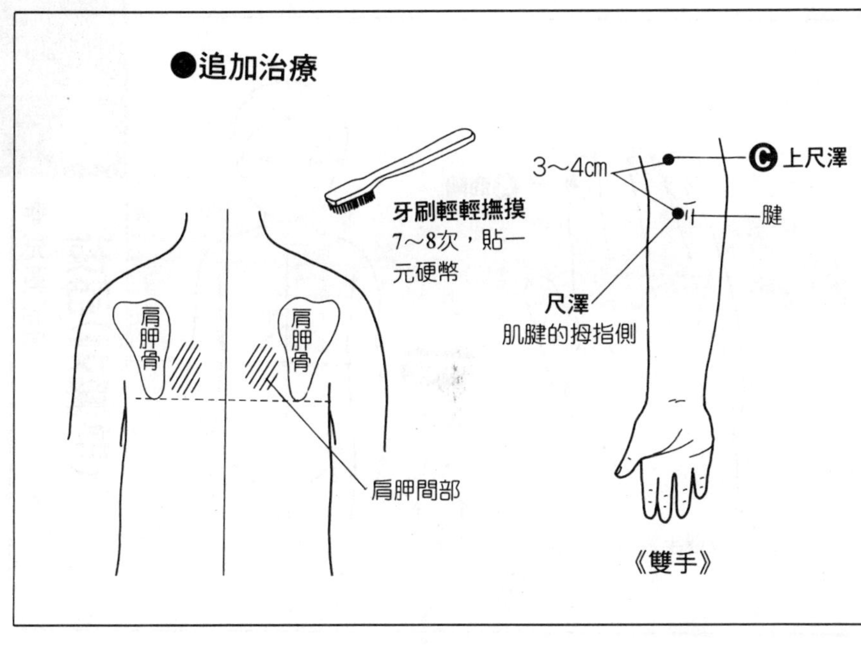

●**治療點**

Ⓐ**不容**▼從胸骨劍突下端二根手指寬的點（巨闕），朝左右三根手指寬的肋骨際…為了放鬆伴隨氣喘而產生的橫隔膜的緊張，要貼一元硬幣。

Ⓑ**中府**▼彎曲手肘，手臂上抬時鎖骨下緣中央形成的陷凹處…氣喘、咳嗽的特效點，貼一元硬幣

Ⓒ**上尺澤**▼咳嗽的特效點，貼一元硬幣。

Ⓓ**身柱**▼大椎往下胸椎下方第三個（第三胸椎）陷凹處…貼一元硬幣。

一邊進行以上的治療（硬幣要一直貼到停止發作為止），同時也要進行以下的治療。

●**追加治療點**

Ⓔ**氣喘點**▼肩胛間部（背骨與肩胛骨之間），從連接肩胛骨左右下端線往上七～八公分之間的壓痛點…用牙刷輕輕撫摸七～八次以後，貼一元硬幣。

有時很難找到氣喘點，但是左右肩胛骨一定各有一個，不要輕言放棄，一定要仔細地找。

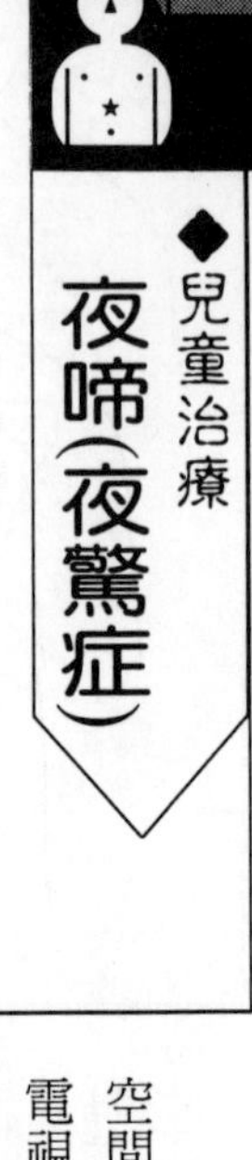

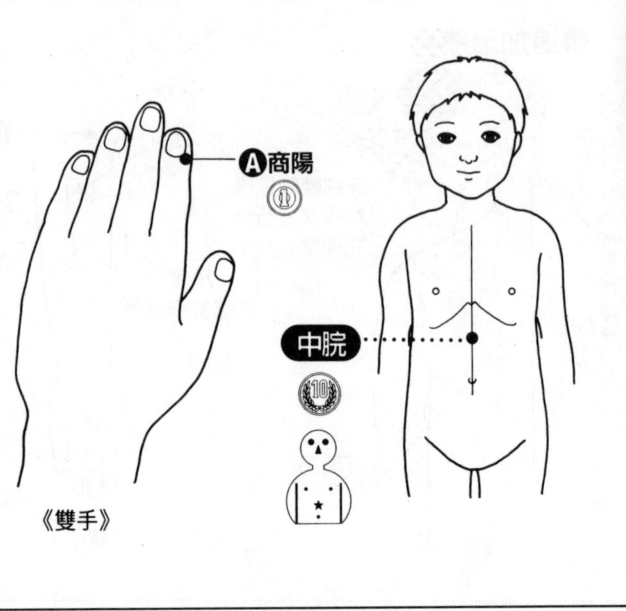

都市生活者九〇%都是生活於狹窄的居住環境、空間較少的生活環境，以及車子、建築、土木工程、電視等噪音的干擾中。再加上食害、藥害、高物價而導致神經衰弱。

成人是如此，而肉體和精神都不成熟，不穩定的嬰幼兒，當然也會受到影響，幾乎大部分的孩子都神經過敏。

這種過敏的神經，造成孩子在不知不覺中出現反抗的心理。此外，因為無法合理地處理壓力，因此會展現動物本能的暴躁習性，來回奔跑，啼哭，或是破壞東西。

這種白天的刺激到夜晚發揮作用，而形成「夜啼」（夜驚症）。也可以說是成人對嬰幼兒造成的公害。我們經常高聲疾呼公害，而現在公害的最大受害者，應該是嬰幼兒。

夜啼（夜驚症），以二～八歲的神經質孩子比較多見。引發關鍵，可能是睡前的飲食、胃腸障礙、興奮、精神感動（恐怖的故事或繪畫等）所引起的。

現代醫學不會進行這一方面的治療，但是這卻

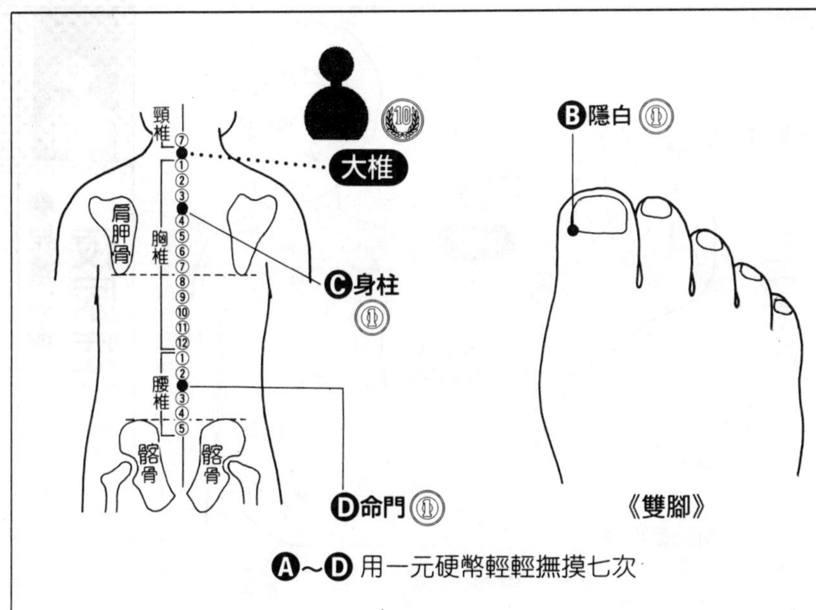

是針灸治療的最適應症。

治療法

●使用的三大穴道

★大椎…貼十元硬幣。

★中脘…貼十元硬幣。

●治療點

Ⓐ商陽▼食指靠近拇指側指甲生長處…用一元硬幣輕輕撫摸七次。

Ⓑ隱白▼腳的拇趾內側（腳底心側）的指甲生長處用一元硬幣輕輕撫摸七次。

Ⓒ身柱▼從大椎算起，第三胸椎下方的陷凹處…用一元硬幣輕輕撫摸七次。

Ⓓ命門▼左右髂骨上緣連結線的高度，第四～五腰椎間的陷凹處，從這兒算起，第二腰椎下方的陷凹處…用一元硬幣輕輕撫摸七次。

用一元硬幣治療時，要將一元硬幣平放來使用，如此才不會產生過強的刺激。如果仍然無效而用力撫摸，則會造成過剩治療，使得孩子疲勞。

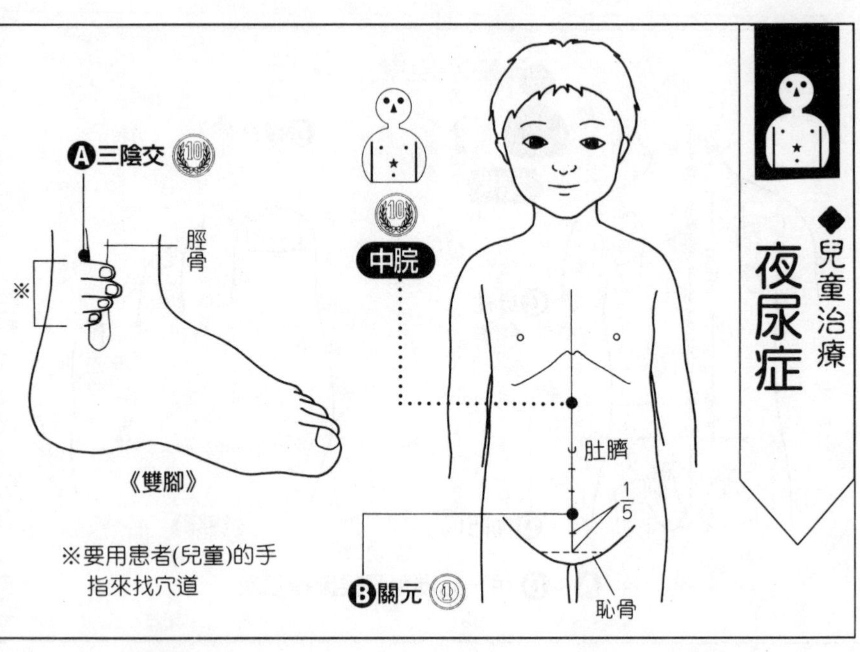

九〇%的夜尿症都是屬於神經症。事實上，神經質的孩子，較容易出現夜尿症。通常，到了四、五歲，就不會再尿床了，但是經過這段時間以後，如果經常尿床的話，那就是罹患夜尿症了。

據說，夜尿症的孩子雖然神經質，但是頭腦聰明。不過，也會因為夜尿症導致自卑感，所以不喜歡住校或參加學校的旅行。

「已經這麼大了……」

在你這麼說之前，要體會一下他的心情，孩子也未嘗不希望自己能夠早日擺脫這種毛病。

有很多患者不遠千里地前來接受治療，結果都笑顏逐開地回去了。

在進行這個治療時，不要在半夜把孩子從睡夢中叫醒帶他去上廁所。在半夢半醒的狀態下上廁所，也算是一種夜尿的行為。即使要他起身，也要等他清醒過來才去上廁所。

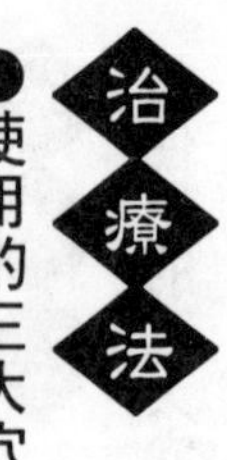

●使用的三大穴道

★中脘…貼十元硬幣。

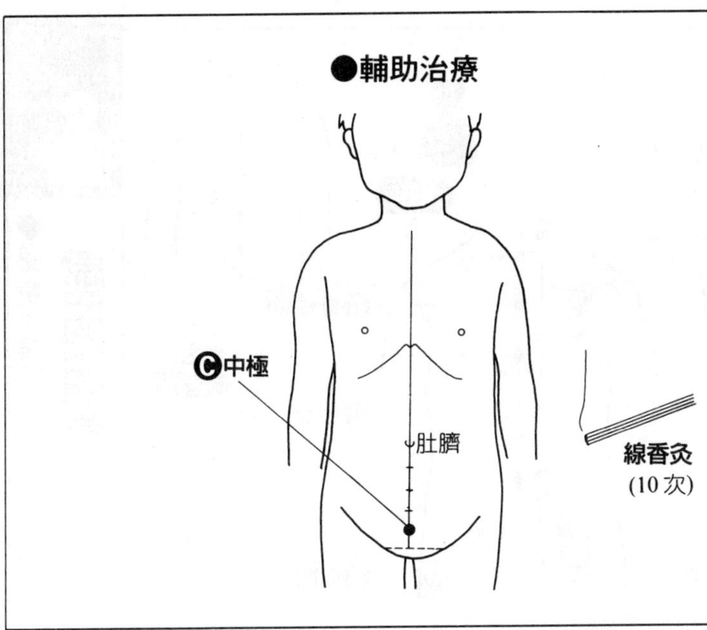

●治療點

Ⓐ三陰交▼從內踝上緣朝膝的方向距離四根手指寬，沿著脛骨後方的壓痛點…雙腳貼十元硬幣。

Ⓑ關元▼恥骨與肚臍連結直線五等份，距離恥骨五分之二的點…貼一元硬幣。夜晚睡覺時貼，早上醒來時再取下。

●輔助治療

Ⓒ中極▼將恥骨與肚臍連結直線五等份，距離恥骨五分之一的點…進行十次線香灸，避免燙傷。

如果孩子排斥灸治，可以告訴他：

「如果覺得太燙，無法忍耐的話，可以馬上告訴媽媽。」就算你覺得不燙，只要孩子表示燙，就要趕緊拿開，取得孩子的信任。進行一～二次之後，他就會習慣線香灸了。

「不燙的話就不要亂說燙哦！因為你說燙的話，媽媽就會立刻停止了。」

只要遵守約定，孩子就能夠安心地接受治療了。漸漸地利用線香灸溫熱膀胱，孩子會覺得很舒服，只要治療時間一到，孩子就會主動來催促你為他治療了。

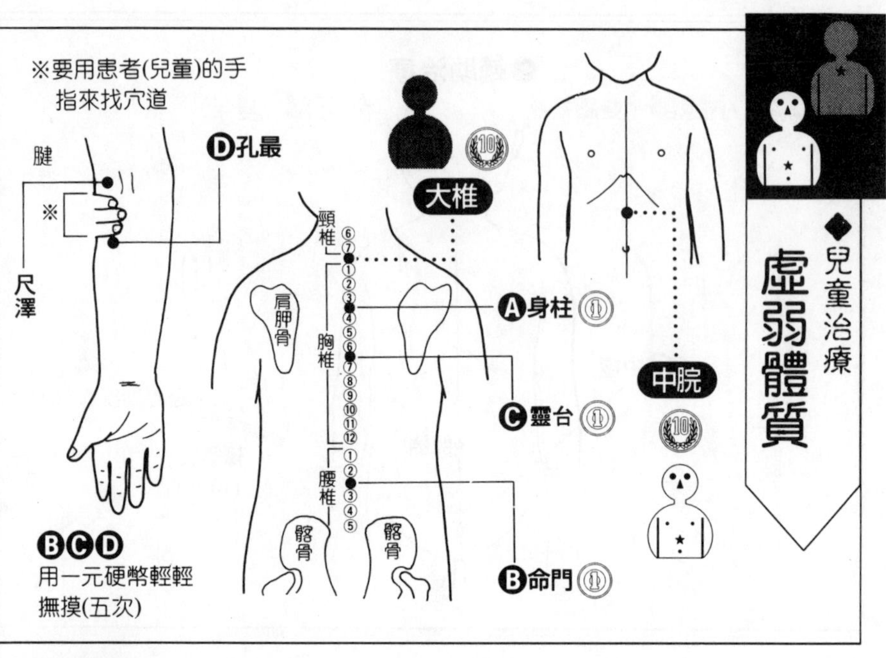

◆兒童治療

虛弱體質

「國人的壽命，將會回到人生五十年的時代。」

雖說現在人類有八十、九十年的壽命，但是在以往醫療，飲食生活都很貧乏的時代，能夠活得如此久，表示生命力極強。所以這貧窮的飲食生活，反而是比較理想的生活。

現在的生活環境或飲食生活，至多只有五十年的人生，再這樣下去，國家都會衰亡了。

經濟的高度成長，付出的代價是大氣污染，連從南極的企鵝體內都檢出水銀，海洋嚴重的受到污染，化學合成藥物造成了公害，為了保護企業，而製造了有害食品，或產生水質污染……在這種環境中成長的孩子，難保有長久的壽命。

但是，人類無法逃離公害、污染，只能夠創造一個不輸給這些惡劣條件的身體。

請利用以下的治療，積極地創造健康體質吧！

治療法

●使用的三大穴道

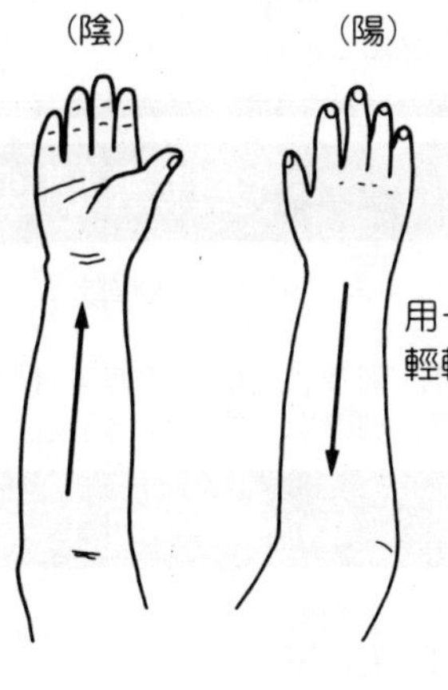

★大椎…貼十元硬幣。

★中脘…貼十元硬幣。

●治療點

Ⓐ**身柱**▼從大椎算起，第三胸椎的陷凹處…身柱的上下、左右由一元硬幣的面輕輕撫摸。

Ⓑ**命門**▼左右骼骨連結線的高度，第四～五腰椎之間陷凹處，從這兒開始第二腰椎下方的陷凹處…用一元硬幣的面輕輕撫摸五次。

Ⓒ**靈台**▼連結肩胛骨下緣的高度，是第七～八胸椎的高度，從這兒開始往上第六條胸椎下方的陷凹處…用一元硬幣面輕輕撫摸五次。

Ⓓ**孔最**▼從尺澤（參照小兒氣喘項目）朝拇指的方向三根手指寬的壓痛點…用一元硬幣面輕輕撫摸五次。

Ⓔ手腳的肘、膝以下的陽的部份…用一元硬幣面朝箭頭的方向輕輕撫摸五～六次。

Ⓕ手腳的肘、膝以下陰的部份…用一元硬幣面朝箭頭方向輕輕撫摸五～六次。

大展出版社有限公司　圖書目錄

地址：台北市北投區(石牌)　　電話：(02)28236031
致遠一路二段12巷1號　　28236033
郵撥：0166955～1　　傳真：(02)28272069

・法律專欄連載・電腦編號58

台大法學院　法律學系／策劃
法律服務社／編著

1. 別讓您的權利睡著了 1		200元
2. 別讓您的權利睡著了 2		200元

・秘傳占卜系列・電腦編號14

1. 手相術	淺野八郎著	180元
2. 人相術	淺野八郎著	150元
3. 西洋占星術	淺野八郎著	180元
4. 中國神奇占卜	淺野八郎著	150元
5. 夢判斷	淺野八郎著	150元
6. 前世、來世占卜	淺野八郎著	150元
7. 法國式血型學	淺野八郎著	150元
8. 靈感、符咒學	淺野八郎著	150元
9. 紙牌占卜學	淺野八郎著	150元
10. ESP超能力占卜	淺野八郎著	150元
11. 猶太數的秘術	淺野八郎著	150元
12. 新心理測驗	淺野八郎著	160元
13. 塔羅牌預言秘法	淺野八郎著	200元

・趣味心理講座・電腦編號15

1. 性格測驗① 探索男與女	淺野八郎著	140元
2. 性格測驗② 透視人心奧秘	淺野八郎著	140元
3. 性格測驗③ 發現陌生的自己	淺野八郎著	140元
4. 性格測驗④ 發現你的真面目	淺野八郎著	140元
5. 性格測驗⑤ 讓你們吃驚	淺野八郎著	140元
6. 性格測驗⑥ 洞穿心理盲點	淺野八郎著	140元
7. 性格測驗⑦ 探索對方心理	淺野八郎著	140元
8. 性格測驗⑧ 由吃認識自己	淺野八郎著	160元
9. 性格測驗⑨ 戀愛知多少	淺野八郎著	160元
10. 性格測驗⑩ 由裝扮瞭解人心	淺野八郎著	160元

11. 性格測驗⑪ 敲開內心玄機　淺野八郎著　140 元
12. 性格測驗⑫ 透視你的未來　淺野八郎著　160 元
13. 血型與你的一生　淺野八郎著　160 元
14. 趣味推理遊戲　淺野八郎著　160 元
15. 行為語言解析　淺野八郎著　160 元

・婦 幼 天 地・電腦編號 16

1. 八萬人減肥成果　黃靜香譯　180 元
2. 三分鐘減肥體操　楊鴻儒譯　150 元
3. 窈窕淑女美髮秘訣　柯素娥譯　130 元
4. 使妳更迷人　成 玉譯　130 元
5. 女性的更年期　官舒妍編譯　160 元
6. 胎內育兒法　李玉瓊編譯　150 元
7. 早產兒袋鼠式護理　唐岱蘭譯　200 元
8. 初次懷孕與生產　婦幼天地編譯組　180 元
9. 初次育兒 12 個月　婦幼天地編譯組　180 元
10. 斷乳食與幼兒食　婦幼天地編譯組　180 元
11. 培養幼兒能力與性向　婦幼天地編譯組　180 元
12. 培養幼兒創造力的玩具與遊戲　婦幼天地編譯組　180 元
13. 幼兒的症狀與疾病　婦幼天地編譯組　180 元
14. 腿部苗條健美法　婦幼天地編譯組　180 元
15. 女性腰痛別忽視　婦幼天地編譯組　150 元
16. 舒展身心體操術　李玉瓊編譯　130 元
17. 三分鐘臉部體操　趙薇妮著　160 元
18. 生動的笑容表情術　趙薇妮著　160 元
19. 心曠神怡減肥法　川津祐介著　130 元
20. 內衣使妳更美麗　陳玄茹譯　130 元
21. 瑜伽美姿美容　黃靜香編著　180 元
22. 高雅女性裝扮學　陳珮玲譯　180 元
23. 蠶糞肌膚美顏法　坂梨秀子著　160 元
24. 認識妳的身體　李玉瓊譯　160 元
25. 產後恢復苗條體態　居理安・芙萊喬著　200 元
26. 正確護髮美容法　山崎伊久江著　180 元
27. 安琪拉美姿養生學　安琪拉蘭斯博瑞著　180 元
28. 女體性醫學剖析　增田豐著　220 元
29. 懷孕與生產剖析　岡部綾子著　180 元
30. 斷奶後的健康育兒　東城百合子著　220 元
31. 引出孩子幹勁的責罵藝術　多湖輝著　170 元
32. 培養孩子獨立的藝術　多湖輝著　170 元
33. 子宮肌瘤與卵巢囊腫　陳秀琳編著　180 元
34. 下半身減肥法　納他夏・史達賓著　180 元
35. 女性自然美容法　吳雅菁編著　180 元
36. 再也不發胖　池園悅太郎著　170 元

37. 生男生女控制術 中垣勝裕著 220元
38. 使妳的肌膚更亮麗 楊 皓編著 170元
39. 臉部輪廓變美 芝崎義夫著 180元
40. 斑點、皺紋自己治療 高須克彌著 180元
41. 面皰自己治療 伊藤雄康著 180元
42. 隨心所欲瘦身冥想法 原久子著 180元
43. 胎兒革命 鈴木丈織著 180元
44. NS磁氣平衡法塑造窈窕奇蹟 古屋和江著 180元
45. 享瘦從腳開始 山田陽子著 180元
46. 小改變瘦4公斤 宮本裕子著 180元
47. 軟管減肥瘦身 高橋輝男著 180元
48. 海藻精神秘美容法 劉名揚編著 180元
49. 肌膚保養與脫毛 鈴木真理著 180元
50. 10天減肥3公斤 彤雲編輯組 180元
51. 穿出自己的品味 西村玲子著 280元

·青春天地· 電腦編號17

1. A血型與星座 柯素娥編譯 160元
2. B血型與星座 柯素娥編譯 160元
3. O血型與星座 柯素娥編譯 160元
4. AB血型與星座 柯素娥編譯 120元
5. 青春期性教室 呂貴嵐編譯 130元
6. 事半功倍讀書法 王毅希編譯 150元
7. 難解數學破題 宋釗宜編譯 130元
9. 小論文寫作秘訣 林顯茂編譯 120元
11. 中學生野外遊戲 熊谷康編著 120元
12. 恐怖極短篇 柯素娥編譯 130元
13. 恐怖夜話 小毛驢編譯 130元
14. 恐怖幽默短篇 小毛驢編譯 120元
15. 黑色幽默短篇 小毛驢編譯 120元
16. 靈異怪談 小毛驢編譯 130元
17. 錯覺遊戲 小毛驢編著 130元
18. 整人遊戲 小毛驢編著 150元
19. 有趣的超常識 柯素娥編譯 130元
20. 哦！原來如此 林慶旺編譯 130元
21. 趣味競賽100種 劉名揚編譯 120元
22. 數學謎題入門 宋釗宜編譯 150元
23. 數學謎題解析 宋釗宜編譯 150元
24. 透視男女心理 林慶旺編譯 120元
25. 少女情懷的自白 李桂蘭編譯 120元
26. 由兄弟姊妹看命運 李玉瓊編譯 130元
27. 趣味的科學魔術 林慶旺編譯 150元
28. 趣味的心理實驗室 李燕玲編譯 150元

29. 愛與性心理測驗　小毛驢編譯　130元
30. 刑案推理解謎　小毛驢編譯　130元
31. 偵探常識推理　小毛驢編譯　130元
32. 偵探常識解謎　小毛驢編譯　130元
33. 偵探推理遊戲　小毛驢編譯　130元
34. 趣味的超魔術　廖玉山編著　150元
35. 趣味的珍奇發明　柯素娥編著　150元
36. 登山用具與技巧　陳瑞菊編著　150元
37. 性的漫談　蘇燕謀編著　180元
38. 無的漫談　蘇燕謀編著　180元
39. 黑色漫談　蘇燕謀編著　180元
40. 白色漫談　蘇燕謀編著　180元

·健 康 天 地· 電腦編號 18

1. 壓力的預防與治療　柯素娥編譯　130元
2. 超科學氣的魔力　柯素娥編譯　130元
3. 尿療法治病的神奇　中尾良一著　130元
4. 鐵證如山的尿療法奇蹟　廖玉山譯　120元
5. 一日斷食健康法　葉慈容編譯　150元
6. 胃部強健法　陳炳崑譯　120元
7. 癌症早期檢查法　廖松濤譯　160元
8. 老人痴呆症防止法　柯素娥編譯　130元
9. 松葉汁健康飲料　陳麗芬編譯　130元
10. 揉肚臍健康法　永井秋夫著　150元
11. 過勞死、猝死的預防　卓秀貞編譯　130元
12. 高血壓治療與飲食　藤山順豐著　150元
13. 老人看護指南　柯素娥編譯　150元
14. 美容外科淺談　楊啟宏著　150元
15. 美容外科新境界　楊啟宏著　150元
16. 鹽是天然的醫生　西英司郎著　140元
17. 年輕十歲不是夢　梁瑞麟譯　200元
18. 茶料理治百病　桑野和民著　180元
19. 綠茶治病寶典　桑野和民著　150元
20. 杜仲茶養顏減肥法　西田博著　150元
21. 蜂膠驚人療效　瀨長良三郎著　180元
22. 蜂膠治百病　瀨長良三郎著　180元
23. 醫藥與生活(一)　鄭炳全著　180元
24. 鈣長生寶典　落合敏著　180元
25. 大蒜長生寶典　木下繁太郎著　160元
26. 居家自我健康檢查　石川恭三著　160元
27. 永恆的健康人生　李秀鈴譯　200元
28. 大豆卵磷脂長生寶典　劉雪卿譯　150元
29. 芳香療法　梁艾琳譯　160元

30. 醋長生寶典　柯素娥譯　180 元
31. 從星座透視健康　席拉・吉蒂斯著　180 元
32. 愉悅自在保健學　野本二士夫著　160 元
33. 裸睡健康法　丸山淳士等著　160 元
34. 糖尿病預防與治療　藤田順豐著　180 元
35. 維他命長生寶典　菅原明子著　180 元
36. 維他命 C 新效果　鐘文訓編　150 元
37. 手、腳病理按摩　堤芳朗著　160 元
38. AIDS 瞭解與預防　彼得塔歇爾著　180 元
39. 甲殼質殼聚糖健康法　沈永嘉譯　160 元
40. 神經痛預防與治療　木下真男著　160 元
41. 室內身體鍛鍊法　陳炳崑編著　160 元
42. 吃出健康藥膳　劉大器編著　180 元
43. 自我指壓術　蘇燕謀編著　160 元
44. 紅蘿蔔汁斷食療法　李玉瓊編著　150 元
45. 洗心術健康秘法　竺翠萍編譯　170 元
46. 枇杷葉健康療法　柯素娥編譯　180 元
47. 抗衰血癒　楊啟宏著　180 元
48. 與癌搏鬥記　逸見政孝著　180 元
49. 冬蟲夏草長生寶典　高橋義博著　170 元
50. 痔瘡・大腸疾病先端療法　宮島伸宜著　180 元
51. 膠布治癒頑固慢性病　加瀨建造著　180 元
52. 芝麻神奇健康法　小林貞作著　170 元
53. 香煙能防止癡呆？　高田明和著　180 元
54. 穀菜食治癌療法　佐藤成志著　180 元
55. 貼藥健康法　松原英多著　180 元
56. 克服癌症調和道呼吸法　帶津良一著　180 元
57. B 型肝炎預防與治療　野村喜重郎著　180 元
58. 青春永駐養生導引術　早島正雄著　180 元
59. 改變呼吸法創造健康　原久子著　180 元
60. 荷爾蒙平衡養生秘訣　出村博著　180 元
61. 水美肌健康法　井戶勝富著　170 元
62. 認識食物掌握健康　廖梅珠編著　170 元
63. 痛風劇痛消除法　鈴木吉彥著　180 元
64. 酸莖菌驚人療效　上田明彥著　180 元
65. 大豆卵磷脂治現代病　神津健一著　200 元
66. 時辰療法—危險時刻凌晨 4 時　呂建強等著　180 元
67. 自然治癒力提升法　帶津良一著　180 元
68. 巧妙的氣保健法　藤平墨子著　180 元
69. 治癒 C 型肝炎　熊田博光著　180 元
70. 肝臟病預防與治療　劉名揚編著　180 元
71. 腰痛平衡療法　荒井政信著　180 元
72. 根治多汗症、狐臭　稻葉益巳著　220 元
73. 40 歲以後的骨質疏鬆症　沈永嘉譯　180 元

74. 認識中藥　松下一成著　180 元
75. 認識氣的科學　佐佐木茂美著　180 元
76. 我戰勝了癌症　安田伸著　180 元
77. 斑點是身心的危險信號　中野進著　180 元
78. 艾波拉病毒大震撼　玉川重德著　180 元
79. 重新還我黑髮　桑名隆一郎著　180 元
80. 身體節律與健康　林博史著　180 元
81. 生薑治萬病　石原結實著　180 元
82. 靈芝治百病　陳瑞東著　180 元
83. 木炭驚人的威力　大槻彰著　200 元
84. 認識活性氧　井土貴司著　180 元
85. 深海鮫治百病　廖玉山編著　180 元
86. 神奇的蜂王乳　井上丹治著　180 元
87. 卡拉 OK 健腦法　東潔著　180 元
88. 卡拉 OK 健康法　福田伴男著　180 元
89. 醫藥與生活(二)　鄭炳全著　200 元
90. 洋蔥治百病　宮尾興平著　180 元
91. 年輕 10 歲快步健康法　石塚忠雄著　180 元
92. 石榴的驚人神效　岡本順子著　180 元
93. 飲料健康法　白鳥早奈英著　180 元
94. 健康棒體操　劉名揚編譯　180 元
95. 催眠健康法　蕭京凌編著　180 元

・實用女性學講座・電腦編號 19

1. 解讀女性內心世界　島田一男著　150 元
2. 塑造成熟的女性　島田一男著　150 元
3. 女性整體裝扮學　黃靜香編著　180 元
4. 女性應對禮儀　黃靜香編著　180 元
5. 女性婚前必修　小野十傳著　200 元
6. 徹底瞭解女人　田口二州著　180 元
7. 拆穿女性謊言 88 招　島田一男著　200 元
8. 解讀女人心　島田一男著　200 元
9. 俘獲女性絕招　志賀貢著　200 元
10. 愛情的壓力解套　中村理英子著　200 元
11. 妳是人見人愛的女孩　廖松濤編著　200 元

・校園系列・電腦編號 20

1. 讀書集中術　多湖輝著　150 元
2. 應考的訣竅　多湖輝著　150 元
3. 輕鬆讀書贏得聯考　多湖輝著　150 元
4. 讀書記憶秘訣　多湖輝著　150 元

5. 視力恢復！超速讀術　江錦雲譯　180元
6. 讀書 36 計　黃柏松編著　180元
7. 驚人的速讀術　鐘文訓編著　170元
8. 學生課業輔導良方　多湖輝著　180元
9. 超速讀超記憶法　廖松濤編著　180元
10. 速算解題技巧　宋釗宜編著　200元
11. 看圖學英文　陳炳崑編著　200元
12. 讓孩子最喜歡數學　沈永嘉譯　180元
13. 催眠記憶術　林碧清譯　180元

・實用心理學講座・電腦編號 21

1. 拆穿欺騙伎倆　多湖輝著　140元
2. 創造好構想　多湖輝著　140元
3. 面對面心理術　多湖輝著　160元
4. 偽裝心理術　多湖輝著　140元
5. 透視人性弱點　多湖輝著　140元
6. 自我表現術　多湖輝著　180元
7. 不可思議的人性心理　多湖輝著　180元
8. 催眠術入門　多湖輝著　150元
9. 責罵部屬的藝術　多湖輝著　150元
10. 精神力　多湖輝著　150元
11. 厚黑說服術　多湖輝著　150元
12. 集中力　多湖輝著　150元
13. 構想力　多湖輝著　150元
14. 深層心理術　多湖輝著　160元
15. 深層語言術　多湖輝著　160元
16. 深層說服術　多湖輝著　180元
17. 掌握潛在心理　多湖輝著　160元
18. 洞悉心理陷阱　多湖輝著　180元
19. 解讀金錢心理　多湖輝著　180元
20. 拆穿語言圈套　多湖輝著　180元
21. 語言的內心玄機　多湖輝著　180元
22. 積極力　多湖輝著　180元

・超現實心理講座・電腦編號 22

1. 超意識覺醒法　詹蔚芬編譯　130元
2. 護摩秘法與人生　劉名揚編譯　130元
3. 秘法！超級仙術入門　陸明譯　150元
4. 給地球人的訊息　柯素娥編著　150元
5. 密教的神通力　劉名揚編著　130元
6. 神秘奇妙的世界　平川陽一著　200元

7.	地球文明的超革命	吳秋嬌譯	200 元
8.	力量石的秘密	吳秋嬌譯	180 元
9.	超能力的靈異世界	馬小莉譯	200 元
10.	逃離地球毀滅的命運	吳秋嬌譯	200 元
11.	宇宙與地球終結之謎	南山宏著	200 元
12.	驚世奇功揭秘	傅起鳳著	200 元
13.	啟發身心潛力心象訓練法	栗田昌裕著	180 元
14.	仙道術遁甲法	高藤聰一郎著	220 元
15.	神通力的秘密	中岡俊哉著	180 元
16.	仙人成仙術	高藤聰一郎著	200 元
17.	仙道符咒氣功法	高藤聰一郎著	220 元
18.	仙道風水術尋龍法	高藤聰一郎著	200 元
19.	仙道奇蹟超幻像	高藤聰一郎著	200 元
20.	仙道鍊金術房中法	高藤聰一郎著	200 元
21.	奇蹟超醫療治癒難病	深野一幸著	220 元
22.	揭開月球的神秘力量	超科學研究會	180 元
23.	西藏密教奧義	高藤聰一郎著	250 元
24.	改變你的夢術入門	高藤聰一郎著	250 元

·養 生 保 健· 電腦編號 23

1.	醫療養生氣功	黃孝寬著	250 元
2.	中國氣功圖譜	余功保著	230 元
3.	少林醫療氣功精粹	井玉蘭著	250 元
4.	龍形實用氣功	吳大才等著	220 元
5.	魚戲增視強身氣功	宮　嬰著	220 元
6.	嚴新氣功	前新培金著	250 元
7.	道家玄牝氣功	張　章著	200 元
8.	仙家秘傳袪病功	李遠國著	160 元
9.	少林十大健身功	秦慶豐著	180 元
10.	中國自控氣功	張明武著	250 元
11.	醫療防癌氣功	黃孝寬著	250 元
12.	醫療強身氣功	黃孝寬著	250 元
13.	醫療點穴氣功	黃孝寬著	250 元
14.	中國八卦如意功	趙維漢著	180 元
15.	正宗馬禮堂養氣功	馬禮堂著	420 元
16.	秘傳道家筋經內丹功	王慶餘著	280 元
17.	三元開慧功	辛桂林著	250 元
18.	防癌治癌新氣功	郭　林著	180 元
19.	禪定與佛家氣功修煉	劉天君著	200 元
20.	顛倒之術	梅自強著	360 元
21.	簡明氣功辭典	吳家駿編	360 元
22.	八卦三合功	張全亮著	230 元
23.	朱砂掌健身養生功	楊永著	250 元

24. 抗老功　陳九鶴著　230元
25. 意氣按穴排濁自療法　黃啟運編著　250元
26. 陳式太極拳養生功　陳正雷著　200元
27. 健身祛病小功法　王培生著　200元

・社會人智囊・電腦編號 24

1. 糾紛談判術　清水增三著　160元
2. 創造關鍵術　淺野八郎著　150元
3. 觀人術　淺野八郎著　180元
4. 應急詭辯術　廖英迪編著　160元
5. 天才家學習術　木原武一著　160元
6. 貓型狗式鑑人術　淺野八郎著　180元
7. 逆轉運掌握術　淺野八郎著　180元
8. 人際圓融術　澀谷昌三著　160元
9. 解讀人心術　淺野八郎著　180元
10. 與上司水乳交融術　秋元隆司著　180元
11. 男女心態定律　小田晉著　180元
12. 幽默說話術　林振輝編著　200元
13. 人能信賴幾分　淺野八郎著　180元
14. 我一定能成功　李玉瓊譯　180元
15. 獻給青年的嘉言　陳蒼杰譯　180元
16. 知人、知面、知其心　林振輝編著　180元
17. 塑造堅強的個性　坂上肇著　180元
18. 為自己而活　佐藤綾子著　180元
19. 未來十年與愉快生活有約　船井幸雄著　180元
20. 超級銷售話術　杜秀卿譯　180元
21. 感性培育術　黃靜香編著　180元
22. 公司新鮮人的禮儀規範　蔡媛惠譯　180元
23. 傑出職員鍛鍊術　佐佐木正著　180元
24. 面談獲勝戰略　李芳黛譯　180元
25. 金玉良言撼人心　森純大著　180元
26. 男女幽默趣典　劉華亭編著　180元
27. 機智說話術　劉華亭編著　180元
28. 心理諮商室　柯素娥譯　180元
29. 如何在公司崢嶸頭角　佐佐木正著　180元
30. 機智應對術　李玉瓊編著　200元
31. 克服低潮良方　坂野雄二著　180元
32. 智慧型說話技巧　沈永嘉編著　180元
33. 記憶力、集中力增進術　廖松濤編著　180元
34. 女職員培育術　林慶旺編著　180元
35. 自我介紹與社交禮儀　柯素娥編著　180元
36. 積極生活創幸福　田中真澄著　180元
37. 妙點子超構想　多湖輝著　180元

38. 說NO的技巧 廖玉山編著 180元
39. 一流說服力 李玉瓊編著 180元
40. 般若心經成功哲學 陳鴻蘭編著 180元
41. 訪問推銷術 黃靜香編著 180元
42. 男性成功秘訣 陳蒼杰編著 180元
43. 笑容、人際智商 宮川澄子著 180元
44. 多湖輝的構想工作室 多湖輝著 200元
45. 名人名語啟示錄 喬家楓著 180元

・精 選 系 列・ 電腦編號 25

1. 毛澤東與鄧小平 渡邊利夫等著 280元
2. 中國大崩裂 江戶介雄著 180元
3. 台灣・亞洲奇蹟 上村幸治著 220元
4. 7-ELEVEN 高盈收策略 國友隆一著 180元
5. 台灣獨立（新・中國日本戰爭一） 森詠著 200元
6. 迷失中國的末路 江戶雄介著 220元
7. 2000年5月全世界毀滅 紫藤甲子男著 180元
8. 失去鄧小平的中國 小島朋之著 220元
9. 世界史爭議性異人傳 桐生操著 200元
10. 淨化心靈享人生 松濤弘道著 220元
11. 人生心情診斷 賴藤和寬著 220元
12. 中美大決戰 檜山良昭著 220元
13. 黃昏帝國美國 莊雯琳譯 220元
14. 兩岸衝突（新・中國日本戰爭二） 森詠著 220元
15. 封鎖台灣（新・中國日本戰爭三） 森詠著 220元
16. 中國分裂（新・中國日本戰爭四） 森詠著 220元
17. 由女變男的我 虎井正衛著 200元
18. 佛學的安心立命 松濤弘道著 220元
19. 世界喪禮大觀 松濤弘道著 280元

・運 動 遊 戲・ 電腦編號 26

1. 雙人運動 李玉瓊譯 160元
2. 愉快的跳繩運動 廖玉山譯 180元
3. 運動會項目精選 王佑京譯 150元
4. 肋木運動 廖玉山譯 150元
5. 測力運動 王佑宗譯 150元
6. 游泳入門 唐桂萍編著 200元

・休 閒 娛 樂・ 電腦編號 27

1. 海水魚飼養法 田中智浩著 300元

2. 金魚飼養法　曾雪玫譯　250元
3. 熱門海水魚　毛利匡明著　480元
4. 愛犬的教養與訓練　池田好雄著　250元
5. 狗教養與疾病　杉浦哲著　220元
6. 小動物養育技巧　三上昇著　300元
20. 園藝植物管理　船越亮二著　220元

・銀髮族智慧學・電腦編號 28

1. 銀髮六十樂逍遙　多湖輝著　170元
2. 人生六十反年輕　多湖輝著　170元
3. 六十歲的決斷　多湖輝著　170元
4. 銀髮族健身指南　孫瑞台編著　250元

・飲 食 保 健・電腦編號 29

1. 自己製作健康茶　大海淳著　220元
2. 好吃、具藥效茶料理　德永睦子著　220元
3. 改善慢性病健康藥草茶　吳秋嬌譯　200元
4. 藥酒與健康果菜汁　成玉編著　250元
5. 家庭保健養生湯　馬汴梁編著　220元
6. 降低膽固醇的飲食　早川和志著　200元
7. 女性癌症的飲食　女子營養大學　280元
8. 痛風者的飲食　女子營養大學　280元
9. 貧血者的飲食　女子營養大學　280元
10. 高脂血症者的飲食　女子營養大學　280元
11. 男性癌症的飲食　女子營養大學　280元
12. 過敏者的飲食　女子營養大學　280元
13. 心臟病的飲食　女子營養大學　280元
14. 滋陰壯陽的飲食　王增著　220元

・家庭醫學保健・電腦編號 30

1. 女性醫學大全　雨森良彥著　380元
2. 初為人父育兒寶典　小瀧周曹著　220元
3. 性活力強健法　相建華著　220元
4. 30 歲以上的懷孕與生產　李芳黛編著　220元
5. 舒適的女性更年期　野末悅子著　200元
6. 夫妻前戲的技巧　笠井寬司著　200元
7. 病理足穴按摩　金慧明著　220元
8. 爸爸的更年期　河野孝旺著　200元
9. 橡皮帶健康法　山田晶著　180元
10. 三十三天健美減肥　相建華等著　180元

11. 男性健美入門	孫玉祿編著	180 元
12. 強化肝臟秘訣	主婦の友社編	200 元
13. 了解藥物副作用	張果馨譯	200 元
14. 女性醫學小百科	松山榮吉著	200 元
15. 左轉健康法	龜田修等著	200 元
16. 實用天然藥物	鄭炳全編著	260 元
17. 神秘無痛平衡療法	林宗駛著	180 元
18. 膝蓋健康法	張果馨譯	180 元
19. 針灸治百病	葛書翰著	250 元
20. 異位性皮膚炎治癒法	吳秋嬌譯	220 元
21. 禿髮白髮預防與治療	陳炳崑編著	180 元
22. 埃及皇宮菜健康法	飯森薰著	200 元
23. 肝臟病安心治療	上野幸久著	220 元
24. 耳穴治百病	陳抗美等著	250 元
25. 高效果指壓法	五十嵐康彥著	200 元
26. 瘦水、胖水	鈴木園子著	200 元
27. 手針新療法	朱振華著	200 元
28. 香港腳預防與治療	劉小惠譯	200 元
29. 智慧飲食吃出健康	柯富陽編著	200 元
30. 牙齒保健法	廖玉山編著	200 元
31. 恢復元氣養生食	張果馨譯	200 元
32. 特效推拿按摩術	李玉田著	200 元
33. 一週一次健康法	若狹真著	200 元
34. 家常科學膳食	大塚滋著	220 元
35. 夫妻們關心的男性不孕	原利夫著	220 元
36. 自我瘦身美容	馬野詠子著	200 元
37. 魔法姿勢益健康	五十嵐康彥著	200 元
38. 眼病錘療法	馬栩周著	200 元
39. 預防骨質疏鬆症	藤田拓男著	200 元
40. 骨質增生效驗方	李吉茂編著	250 元
41. 蕺菜健康法	小林正夫著	200 元
42. 赧於啟齒的男性煩惱	增田豐著	220 元
43. 簡易自我健康檢查	稻葉允著	250 元
44. 實用花草健康法	友田純子著	200 元
45. 神奇的手掌療法	日比野喬著	230 元
46. 家庭式三大穴道療法	刑部忠和著	200 元
47. 子宮癌、卵巢癌	岡島弘幸著	220 元
48. 糖尿病機能性食品	劉雪卿編著	220 元
49. 活現奇蹟經脈美容法	林振輝編譯	200 元
50. Super SEX	秋好憲一著	220 元
51. 了解避孕丸	林玉佩譯	200 元

・超經營新智慧・電腦編號 31

1.	躍動的國家越南	林雅倩譯	250 元
2.	甦醒的小龍菲律賓	林雅倩譯	220 元
3.	中國的危機與商機	中江要介著	250 元
4.	在印度的成功智慧	山內利男著	220 元
5.	7-ELEVEN 大革命	村上豐道著	200 元
6.	業務員成功秘方	呂育清編著	200 元

・心靈雅集・電腦編號 00

1.	禪言佛語看人生	松濤弘道著	180 元
2.	禪密教的奧秘	葉逯謙譯	120 元
3.	觀音大法力	田口日勝著	120 元
4.	觀音法力的大功德	田口日勝著	120 元
5.	達摩禪 106 智慧	劉華亭編譯	220 元
6.	有趣的佛教研究	葉逯謙編譯	170 元
7.	夢的開運法	蕭京凌譯	130 元
8.	禪學智慧	柯素娥編譯	130 元
9.	女性佛教入門	許俐萍譯	110 元
10.	佛像小百科	心靈雅集編譯組	130 元
11.	佛教小百科趣談	心靈雅集編譯組	120 元
12.	佛教小百科漫談	心靈雅集編譯組	150 元
13.	佛教知識小百科	心靈雅集編譯組	150 元
14.	佛學名言智慧	松濤弘道著	220 元
15.	釋迦名言智慧	松濤弘道著	220 元
16.	活人禪	平田精耕著	120 元
17.	坐禪入門	柯素娥編譯	150 元
18.	現代禪悟	柯素娥編譯	130 元
19.	道元禪師語錄	心靈雅集編譯組	130 元
20.	佛學經典指南	心靈雅集編譯組	130 元
21.	何謂「生」阿含經	心靈雅集編譯組	150 元
22.	一切皆空　般若心經	心靈雅集編譯組	180 元
23.	超越迷惘　法句經	心靈雅集編譯組	130 元
24.	開拓宇宙觀　華嚴經	心靈雅集編譯組	180 元
25.	真實之道　法華經	心靈雅集編譯組	130 元
26.	自由自在　涅槃經	心靈雅集編譯組	130 元
27.	沈默的教示　維摩經	心靈雅集編譯組	150 元
28.	開通心眼　佛語佛戒	心靈雅集編譯組	130 元
29.	揭秘寶庫　密教經典	心靈雅集編譯組	180 元
30.	坐禪與養生	廖松濤譯	110 元
31.	釋尊十戒	柯素娥編譯	120 元
32.	佛法與神通	劉欣如編著	120 元

33. 悟（正法眼藏的世界）	柯素娥編譯	120 元
34. 只管打坐	劉欣如編著	120 元
35. 喬答摩・佛陀傳	劉欣如編著	120 元
36. 唐玄奘留學記	劉欣如編著	120 元
37. 佛教的人生觀	劉欣如編譯	110 元
38. 無門關(上卷)	心靈雅集編譯組	150 元
39. 無門關(下卷)	心靈雅集編譯組	150 元
40. 業的思想	劉欣如編著	130 元
41. 佛法難學嗎	劉欣如著	140 元
42. 佛法實用嗎	劉欣如著	140 元
43. 佛法殊勝嗎	劉欣如著	140 元
44. 因果報應法則	李常傳編	180 元
45. 佛教醫學的奧秘	劉欣如編著	150 元
46. 紅塵絕唱	海　若著	130 元
47. 佛教生活風情	洪丕謨、姜玉珍著	220 元
48. 行住坐臥有佛法	劉欣如著	160 元
49. 起心動念是佛法	劉欣如著	160 元
50. 四字禪語	曹洞宗青年會	200 元
51. 妙法蓮華經	劉欣如編著	160 元
52. 根本佛教與大乘佛教	葉作森編	180 元
53. 大乘佛經	定方晟著	180 元
54. 須彌山與極樂世界	定方晟著	180 元
55. 阿闍世的悟道	定方晟著	180 元
56. 金剛經的生活智慧	劉欣如著	180 元
57. 佛教與儒教	劉欣如編譯	180 元
58. 佛教史入門	劉欣如編譯	180 元
59. 印度佛教思想史	劉欣如編譯	200 元
60. 佛教與女姓	劉欣如編譯	180 元
61. 禪與人生	洪丕謨主編	260 元

・經 營 管 理・電腦編號 01

◎ 創新經營管理六十六大計(精)	蔡弘文編	780 元
1. 如何獲取生意情報	蘇燕謀譯	110 元
2. 經濟常識問答	蘇燕謀譯	130 元
4. 台灣商戰風雲錄	陳中雄著	120 元
5. 推銷大王秘錄	原一平著	180 元
6. 新創意・賺大錢	王家成譯	90 元
7. 工廠管理新手法	琪　輝著	120 元
10. 美國實業 24 小時	柯順隆譯	80 元
11. 撼動人心的推銷法	原一平著	150 元
12. 高竿經營法	蔡弘文編	120 元
13. 如何掌握顧客	柯順隆譯	150 元
17. 一流的管理	蔡弘文編	150 元

18. 外國人看中韓經濟	劉華亭譯	150元
20. 突破商場人際學	林振輝編著	90元
22. 如何使女人打開錢包	林振輝編著	100元
24. 小公司經營策略	王嘉誠著	160元
25. 成功的會議技巧	鐘文訓編譯	100元
26. 新時代老闆學	黃柏松編著	100元
27. 如何創造商場智囊團	林振輝編譯	150元
28. 十分鐘推銷術	林振輝編譯	180元
29. 五分鐘育才	黃柏松編譯	100元
33. 自我經濟學	廖松濤編譯	100元
34. 一流的經營	陶田生編著	120元
35. 女性職員管理術	王昭國編譯	120元
36. ＩＢＭ的人事管理	鐘文訓編譯	150元
37. 現代電腦常識	王昭國編譯	150元
38. 電腦管理的危機	鐘文訓編譯	120元
39. 如何發揮廣告效果	王昭國編譯	150元
40. 最新管理技巧	王昭國編譯	150元
41. 一流推銷術	廖松濤編譯	150元
42. 包裝與促銷技巧	王昭國編譯	130元
43. 企業王國指揮塔	松下幸之助著	120元
44. 企業精銳兵團	松下幸之助著	120元
45. 企業人事管理	松下幸之助著	100元
46. 華僑經商致富術	廖松濤編譯	130元
47. 豐田式銷售技巧	廖松濤編譯	180元
48. 如何掌握銷售技巧	王昭國編著	130元
50. 洞燭機先的經營	鐘文訓編譯	150元
52. 新世紀的服務業	鐘文訓編譯	100元
53. 成功的領導者	廖松濤編譯	120元
54. 女推銷員成功術	李玉瓊編譯	130元
55. ＩＢＭ人才培育術	鐘文訓編譯	100元
56. 企業人自我突破法	黃琪輝編著	150元
58. 財富開發術	蔡弘文編著	130元
59. 成功的店舖設計	鐘文訓編著	150元
61. 企管回春法	蔡弘文編著	130元
62. 小企業經營指南	鐘文訓編譯	100元
63. 商場致勝名言	鐘文訓編譯	150元
64. 迎接商業新時代	廖松濤編譯	100元
66. 新手股票投資入門	何朝乾編著	200元
67. 上揚股與下跌股	何朝乾編譯	180元
68. 股票速成學	何朝乾編譯	200元
69. 理財與股票投資策略	黃俊豪編著	180元
70. 黃金投資策略	黃俊豪編著	180元
71. 厚黑管理學	廖松濤編譯	180元
72. 股市致勝格言	呂梅莎編譯	180元

73. 透視西武集團　林谷燁編譯　150元
76. 巡迴行銷術　陳蒼杰譯　150元
77. 推銷的魔術　王嘉誠譯　120元
78. 60 秒指導部屬　周蓮芬編譯　150元
79. 精銳女推銷員特訓　李玉瓊編譯　130元
80. 企劃、提案、報告圖表的技巧　鄭汶譯　180元
81. 海外不動產投資　許達守編譯　150元
82. 八百伴的世界策略　李玉瓊譯　150元
83. 服務業品質管理　吳宜芬譯　180元
84. 零庫存銷售　黃東謙編譯　150元
85. 三分鐘推銷管理　劉名揚編譯　150元
86. 推銷大王奮鬥史　原一平著　150元
87. 豐田汽車的生產管理　林谷燁編譯　150元

·成 功 寶 庫· 電腦編號 02

1. 上班族交際術　江森滋著　100元
2. 拍馬屁訣竅　廖玉山編譯　110元
4. 聽話的藝術　歐陽輝編譯　110元
9. 求職轉業成功術　陳義編著　110元
10. 上班族禮儀　廖玉山編著　120元
11. 接近心理學　李玉瓊編著　100元
12. 創造自信的新人生　廖松濤編著　120元
15. 神奇瞬間瞑想法　廖松濤編譯　100元
16. 人生成功之鑰　楊意苓編著　150元
19. 給企業人的諍言　鐘文訓編著　120元
20. 企業家自律訓練法　陳義編譯　100元
21. 上班族妖怪學　廖松濤編著　100元
22. 猶太人縱橫世界的奇蹟　孟佑政編著　110元
25. 你是上班族中強者　嚴思圖編著　100元
30. 成功頓悟 100 則　蕭京凌編譯　130元
32. 知性幽默　李玉瓊編譯　130元
33. 熟記對方絕招　黃靜香編譯　100元
37. 察言觀色的技巧　劉華亭編著　180元
38. 一流領導力　施義彥編譯　120元
40. 30 秒鐘推銷術　廖松濤編譯　150元
41. 猶太成功商法　周蓮芬編譯　120元
42. 尖端時代行銷策略　陳蒼杰編著　100元
43. 顧客管理學　廖松濤編著　100元
44. 如何使對方說 Yes　程羲編著　150元
47. 上班族口才學　楊鴻儒譯　120元
48. 上班族新鮮人須知　程羲編著　120元
49. 如何左右逢源　程羲編著　130元
50. 語言的心理戰　多湖輝著　130元

55. 性惡企業管理學　陳蒼杰譯　130元
56. 自我啟發 200 招　楊鴻儒編著　150元
57. 做個傑出女職員　劉名揚編著　130元
58. 靈活的集團營運術　楊鴻儒編著　120元
60. 個案研究活用法　楊鴻儒編著　130元
61. 企業教育訓練遊戲　楊鴻儒編著　120元
62. 管理者的智慧　程義編譯　130元
63. 做個佼佼管理者　馬筱莉編譯　130元
67. 活用禪學於企業　柯素娥編譯　130元
69. 幽默詭辯術　廖玉山編譯　150元
70. 拿破崙智慧箴言　柯素娥編譯　130元
71. 自我培育・超越　蕭京凌編譯　150元
74. 時間即一切　沈永嘉編譯　130元
75. 自我脫胎換骨　柯素娥譯　150元
76. 贏在起跑點　人才培育鐵則　楊鴻儒編譯　150元
77. 做一枚活棋　李玉瓊編譯　130元
78. 面試成功戰略　柯素娥編譯　130元
81. 瞬間攻破心防法　廖玉山編譯　120元
82. 改變一生的名言　李玉瓊編譯　130元
83. 性格性向創前程　楊鴻儒編譯　130元
84. 訪問行銷新竅門　廖玉山編譯　150元
85. 無所不達的推銷話術　李玉瓊編譯　150元

・處　世　智　慧・電腦編號 03

1. 如何改變你自己　陸明編譯　120元
6. 靈感成功術　譚繼山編譯　80元
8. 扭轉一生的五分鐘　黃柏松編譯　100元
10. 現代人的詭計　林振輝譯　100元
13. 口才必勝術　黃柏松編譯　120元
14. 女性的智慧　譚繼山編譯　90元
16. 人生的體驗　陸明編譯　80元
18. 幽默吹牛術　金子登著　90元
19. 攻心說服術　多湖輝著　100元
24. 慧心良言　亦奇著　80元
25. 名家慧語　蔡逸鴻主編　90元
28. 如何發揮你的潛能　陸明編譯　90元
29. 女人身態語言學　李常傳譯　130元
30. 摸透女人心　張文志譯　90元
32. 給女人的悄悄話　妮倩編譯　90元
34. 如何開拓快樂人生　陸明編譯　90元
36. 成功的捷徑　鐘文訓譯　70元
37. 幽默逗笑術　林振輝著　120元
38. 活用血型讀書法　陳炳崑譯　80元

39. 心　燈	葉于模著	100元
40. 當心受騙	林顯茂譯	90元
41. 心・體・命運	蘇燕謀譯	70元
43. 宮本武藏五輪書金言錄	宮本武藏著	100元
47. 成熟的愛	林振輝譯	120元
48. 現代女性駕馭術	蔡德華著	90元
49. 禁忌遊戲	酒井潔著	90元
52. 摸透男人心	劉華亭編譯	80元
53. 如何達成願望	謝世輝著	90元
54. 創造奇蹟的「想念法」	謝世輝著	90元
55. 創造成功奇蹟	謝世輝著	90元
57. 幻想與成功	廖松濤譯	80元
58. 反派角色的啟示	廖松濤編譯	70元
59. 現代女性須知	劉華亭編著	75元
62. 如何突破內向	姜倩怡編譯	110元
64. 讀心術入門	王家成編譯	100元
65. 如何解除內心壓力	林美羽編著	110元
66. 取信於人的技巧	多湖輝著	110元
68. 自我能力的開拓	卓一凡編著	110元
70. 縱橫交涉術	嚴思圖編著	90元
71. 如何培養妳的魅力	劉文珊編著	90元
75. 個性膽怯者的成功術	廖松濤編譯	100元
76. 人性的光輝	文可式編著	90元
79. 培養靈敏頭腦秘訣	廖玉山編著	90元
80. 夜晚心理術	鄭秀美編譯	80元
81. 如何做個成熟的女性	李玉瓊編著	80元
82. 現代女性成功術	劉文珊編著	90元
83. 成功說話技巧	梁惠珠編譯	100元
84. 人生的真諦	鐘文訓編譯	100元
85. 妳是人見人愛的女孩	廖松濤編著	120元
87. 指尖・頭腦體操	蕭京凌編譯	90元
88. 電話應對禮儀	蕭京凌編著	120元
89. 自我表現的威力	廖松濤編譯	100元
90. 名人名語啟示錄	喬家楓編著	100元
91. 男與女的哲思	程鐘梅編譯	110元
92. 靈思慧語	牧風著	110元
93. 心靈夜語	牧風著	100元
94. 激盪腦力訓練	廖松濤編譯	100元
95. 三分鐘頭腦活性法	廖玉山編譯	110元
96. 星期一的智慧	廖玉山編譯	100元
97. 溝通說服術	賴文琇編譯	100元

・健康與美容・電腦編號 04

3. 媚酒傳(中國王朝秘酒)	陸明主編	120元
5. 中國回春健康術	蔡一藩著	100元
6. 奇蹟的斷食療法	蘇燕謀譯	130元
8. 健美食物法	陳炳崑譯	120元
9. 驚異的漢方療法	唐龍編著	90元
10. 不老強精食	唐龍編著	100元
12. 五分鐘跳繩健身法	蘇明達譯	100元
13. 睡眠健康法	王家成譯	80元
14. 你就是名醫	張芳明譯	90元
19. 釋迦長壽健康法	譚繼山譯	90元
20. 腳部按摩健康法	譚繼山譯	120元
21. 自律健康法	蘇明達譯	90元
23. 身心保健座右銘	張仁福著	160元
24. 腦中風家庭看護與運動治療	林振輝譯	100元
25. 秘傳醫學人相術	成玉主編	120元
26. 導引術入門(1)治療慢性病	成玉主編	110元
27. 導引術入門(2)健康・美容	成玉主編	110元
28. 導引術入門(3)身心健康法	成玉主編	110元
29. 妙用靈藥・蘆薈	李常傳譯	150元
30. 萬病回春百科	吳通華著	150元
31. 初次懷孕的10個月	成玉編譯	130元
32. 中國秘傳氣功治百病	陳炳崑編譯	130元
35. 仙人長生不老學	陸明編譯	100元
36. 釋迦秘傳米粒刺激法	鐘文訓譯	120元
37. 痔・治療與預防	陸明編譯	130元
38. 自我防身絕技	陳炳崑編譯	120元
39. 運動不足時疲勞消除法	廖松濤譯	110元
40. 三溫暖健康法	鐘文訓編譯	90元
43. 維他命與健康	鐘文訓譯	150元
45. 森林浴—綠的健康法	劉華亭編譯	80元
47. 導引術入門(4)酒浴健康法	成玉主編	90元
48. 導引術入門(5)不老回春法	成玉主編	90元
49. 山白竹(劍竹)健康法	鐘文訓譯	90元
50. 解救你的心臟	鐘文訓編譯	100元
52. 超人氣功法	陸明編譯	110元
54. 借力的奇蹟(1)	力拔山著	100元
55. 借力的奇蹟(2)	力拔山著	100元
56. 五分鐘小睡健康法	呂添發撰	120元
59. 艾草健康法	張汝明編譯	90元
60. 一分鐘健康診斷	蕭京凌編譯	90元
61. 念術入門	黃靜香編譯	90元

62. 念術健康法　黃靜香編譯　90元
63. 健身回春法　梁惠珠編譯　100元
64. 姿勢養生法　黃秀娟編譯　90元
65. 仙人瞑想法　鐘文訓譯　120元
66. 人蔘的神效　林慶旺譯　100元
67. 奇穴治百病　吳通華著　120元
68. 中國傳統健康法　靳海東著　100元
71. 酵素健康法　楊皓編譯　120元
73. 腰痛預防與治療　五味雅吉著　130元
74. 如何預防心臟病・腦中風　譚定長等著　100元
75. 少女的生理秘密　蕭京凌譯　120元
76. 頭部按摩與針灸　楊鴻儒譯　100元
77. 雙極療術入門　林聖道著　100元
78. 氣功自療法　梁景蓮著　120元
79. 大蒜健康法　李玉瓊編譯　120元
81. 健胸美容秘訣　黃靜香譯　120元
82. 鍺奇蹟療效　林宏儒譯　120元
83. 三分鐘健身運動　廖玉山譯　120元
84. 尿療法的奇蹟　廖玉山譯　120元
85. 神奇的聚積療法　廖玉山譯　120元
86. 預防運動傷害伸展體操　楊鴻儒編譯　120元
88. 五日就能改變你　柯素娥譯　110元
89. 三分鐘氣功健康法　陳美華譯　120元
91. 道家氣功術　早島正雄著　130元
92. 氣功減肥術　早島正雄著　120元
93. 超能力氣功法　柯素娥譯　130元
94. 氣的瞑想法　早島正雄著　120元

・家　庭／生　活・電腦編號 05

1. 單身女郎生活經驗談　廖玉山編著　100元
2. 血型・人際關係　黃靜編著　120元
3. 血型・妻子　黃靜編著　110元
4. 血型・丈夫　廖玉山編譯　130元
5. 血型・升學考試　沈永嘉編譯　120元
6. 血型・臉型・愛情　鐘文訓編譯　120元
7. 現代社交須知　廖松濤編譯　100元
8. 簡易家庭按摩　鐘文訓編譯　150元
9. 圖解家庭看護　廖玉山編譯　120元
10. 生男育女隨心所欲　岡正基編著　160元
11. 家庭急救治療法　鐘文訓編著　100元
12. 新孕婦體操　林曉鐘譯　120元
13. 從食物改變個性　廖玉山編譯　100元
14. 藥草的自然療法　東城百合子著　200元

15. 糙米菜食與健康料理　東城百合子著　180 元
16. 現代人的婚姻危機　黃靜編著　90 元
17. 親子遊戲　0 歲　林慶旺編譯　100 元
18. 親子遊戲　1～2 歲　林慶旺編譯　110 元
19. 親子遊戲　3 歲　林慶旺編譯　100 元
20. 女性醫學新知　林曉鐘編譯　180 元
21. 媽媽與嬰兒　張汝明編譯　180 元
22. 生活智慧百科　黃靜編譯　100 元
23. 手相・健康・你　林曉鐘編譯　120 元
24. 菜食與健康　張汝明編譯　110 元
25. 家庭素食料理　陳東達著　140 元
26. 性能力活用秘法　米開・尼里著　150 元
27. 兩性之間　林慶旺編譯　120 元
28. 性感經穴健康法　蕭京凌編譯　150 元
29. 幼兒推拿健康法　蕭京凌編譯　100 元
30. 談中國料理　丁秀山編著　100 元
31. 舌技入門　增田豐著　160 元
32. 預防癌症的飲食法　黃靜香編譯　150 元
33. 性與健康寶典　黃靜香編譯　180 元
34. 正確避孕法　蕭京凌編譯　180 元
35. 吃的更漂亮美容食譜　楊萬里著　120 元
36. 圖解交際舞速成　鐘文訓編譯　150 元
37. 觀相導引術　沈永嘉譯　130 元
38. 初為人母 12 個月　陳義譯　180 元
39. 圖解麻將入門　顧安行編譯　180 元
40. 麻將必勝秘訣　石利夫編譯　180 元
41. 女性一生與漢方　蕭京凌編譯　100 元
42. 家電的使用與修護　鐘文訓編譯　160 元
43. 錯誤的家庭醫療法　鐘文訓編譯　100 元
44. 簡易防身術　陳慧珍編譯　150 元
45. 茶健康法　鐘文訓編譯　130 元
46. 雞尾酒大全　劉雪卿譯　180 元
47. 生活的藝術　沈永嘉編著　120 元
48. 雜草雜果健康法　沈永嘉編著　120 元
49. 如何選擇理想妻子　荒谷慈著　110 元
50. 如何選擇理想丈夫　荒谷慈著　110 元
51. 中國食與性的智慧　根本光人著　150 元
52. 開運法話　陳宏男譯　100 元
53. 禪語經典＜上＞　平田精耕著　150 元
54. 禪語經典＜下＞　平田精耕著　150 元
55. 手掌按摩健康法　鐘文訓譯　180 元
56. 腳底按摩健康法　鐘文訓譯　180 元
57. 仙道運氣健身法　李玉瓊譯　150 元
58. 健心、健體呼吸法　蕭京凌譯　120 元

59. 自彊術入門　蕭京凌譯　120 元
60. 指技入門　增田豐著　160 元
61. 下半身鍛鍊法　增田豐著　180 元
62. 表象式學舞法　黃靜香編譯　180 元
63. 圖解家庭瑜伽　鐘文訓譯　130 元
64. 食物治療寶典　黃靜香編譯　130 元
65. 智障兒保育入門　楊鴻儒譯　130 元
66. 自閉兒童指導入門　楊鴻儒譯　180 元
67. 乳癌發現與治療　黃靜香譯　130 元
68. 盆栽培養與欣賞　廖啟新編譯　180 元
69. 世界手語入門　蕭京凌編譯　180 元
70. 賽馬必勝法　李錦雀編譯　200 元
71. 中藥健康粥　蕭京凌編譯　120 元
72. 健康食品指南　劉文珊編譯　130 元
73. 健康長壽飲食法　鐘文訓編譯　150 元
74. 夜生活規則　增田豐著　160 元
75. 自製家庭食品　鐘文訓編譯　200 元
76. 仙道帝王招財術　廖玉山譯　130 元
77. 「氣」的蓄財術　劉名揚譯　130 元
78. 佛教健康法入門　劉名揚譯　130 元
79. 男女健康醫學　郭汝蘭譯　150 元
80. 成功的果樹培育法　張煌編譯　130 元
81. 實用家庭菜園　孔翔儀編譯　130 元
82. 氣與中國飲食法　柯素娥編譯　130 元
83. 世界生活趣譚　林其英著　160 元
84. 胎教二八〇天　鄭淑美譯　220 元
85. 酒自己動手釀　柯素娥編著　160 元
86. 自己動「手」健康法　劉雪卿譯　160 元
87. 香味活用法　森田洋子著　160 元
88. 寰宇趣聞搜奇　林其英著　200 元
89. 手指回旋健康法　栗田昌裕著　200 元
90. 家庭巧妙收藏　蘇秀玉譯　200 元
91. 餐桌禮儀入門　風間璋子著　200 元
92. 住宅設計要訣　吉田春美著　200 元

・命理與預言・電腦編號 06

1. 12 星座算命術　訪星珠著　200 元
2. 中國式面相學入門　蕭京凌編著　180 元
3. 圖解命運學　陸明編著　200 元
4. 中國秘傳面相術　陳炳崑編著　180 元
5. 13 星座占星術　馬克・矢崎著　200 元
6. 命名彙典　水雲居士編著　180 元
7. 簡明紫微斗術命運學　唐龍編著　220 元

8. 住宅風水吉凶判斷法	琪輝編譯	180元
9. 鬼谷算命秘術	鬼谷子著	200元
10. 密教開運咒法	中岡俊哉著	250元
11. 女性星魂術	岩滿羅門著	200元
12. 簡明四柱推命學	李常傳編譯	150元
13. 手相鑑定奧秘	高山東明著	200元
14. 簡易精確手相	高山東明著	200元
15. 13星座戀愛占卜	彤雲編譯組	200元
16. 女巫的咒法	柯素娥譯	230元
17. 六星命運占卜學	馬文莉編著	230元
18. 樸克牌占卜入門	王家成譯	100元
19. Ａ血型與十二生肖	鄒雲英編譯	90元
20. Ｂ血型與十二生肖	鄒雲英編譯	90元
21. Ｏ血型與十二生肖	鄒雲英編譯	100元
22. ＡＢ血型與十二生肖	鄒雲英編譯	90元
23. 筆跡占卜學	周子敬著	220元
24. 神秘消失的人類	林達中譯	80元
25. 世界之謎與怪談	陳炳崑譯	80元
26. 符咒術入門	柳玉山人編	150元
27. 神奇的白符咒	柳玉山人編	160元
28. 神奇的紫等咒	柳玉山人編	200元
29. 秘咒魔法開運術	吳慧鈴編譯	180元
30. 諾米空秘咒法	馬克・矢崎編著	220元
31. 改變命運的手相術	鐘文訓著	120元
32. 黃帝手相占術	鮑黎明著	230元
33. 惡魔的咒法	杜美芳譯	230元
34. 腳相開運術	王瑞禎譯	130元
35. 面相開運術	許麗玲譯	150元
36. 房屋風水與運勢	邱震睿編譯	200元
37. 商店風水與運勢	邱震睿編譯	200元
38. 諸葛流天文遁甲	巫立華譯	150元
39. 聖帝五龍占術	廖玉山譯	180元
40. 萬能神算	張助馨編著	120元
41. 神祕的前世占卜	劉名揚譯	150元
42. 諸葛流奇門遁甲	巫立華譯	150元
43. 諸葛流四柱推命	巫立華譯	180元
44. 室內擺設創好運	小林祥晃著	200元
45. 室內裝潢開運法	小林祥晃著	230元
46. 新・大開運吉方位	小林祥晃著	200元
47. 風水的奧義	小林祥晃著	200元
48. 開運風水收藏術	小林祥晃著	200元
49. 商場開運風水術	小林祥晃著	200元
50. 骰子開運易占	立野清隆著	250元
51. 四柱推命愛情運	李芳黛譯	220元

52. 風水開運飲食法　小林祥晃著　200元
53. 最新簡易手相　小林八重子著　220元
54. 最新占術大全　高平鳴海著　300元

・教養特輯・電腦編號07

1. 管教子女絕招　多湖輝著　70元
5. 如何教育幼兒　林振輝譯　80元
7. 關心孩子的眼睛　陸明編　70元
8. 如何生育優秀下一代　邱夢蕾編著　100元
10. 現代育兒指南　劉華亭編譯　90元
12. 如何培養自立的下一代　黃靜香編譯　80元
14. 教養孩子的母親暗示法　多湖輝編譯　80元
15. 奇蹟教養法　鐘文訓編譯　90元
16. 慈父嚴母的時代　多湖輝著　90元
17. 如何發現問題兒童的才智　林慶旺譯　100元
18. 再見！夜尿症　黃靜香編譯　90元
19. 育兒新智慧　黃靜編譯　90元
20. 長子培育術　劉華亭編譯　80元
21. 親子運動遊戲　蕭京凌編譯　90元
22. 一分鐘刺激會話法　鐘文訓編著　90元
23. 啟發孩子讀書的興趣　李玉瓊編著　100元
24. 如何使孩子更聰明　黃靜編著　100元
25. ３・４歲育兒寶典　黃靜香編譯　100元
26. 一對一教育法　林振輝編譯　100元
27. 母親的七大過失　鐘文訓編譯　100元
28. 幼兒才能開發測驗　蕭京凌編譯　100元
29. 教養孩子的智慧之眼　黃靜香編譯　100元
30. 如何創造天才兒童　林振輝編譯　90元
31. 如何使孩子數學滿點　林明嬋編著　100元

・消遣特輯・電腦編號08

1. 小動物飼養秘訣　徐道政譯　120元
2. 狗的飼養與訓練　張文志譯　130元
4. 鴿的飼養與訓練　林振輝譯　120元
5. 金魚飼養法　鐘文訓編譯　130元
6. 熱帶魚飼養法　鐘文訓編譯　180元
8. 妙事多多　金家驊編譯　80元
9. 有趣的性知識　蘇燕謀編譯　100元
11. 100種小鳥養育法　譚繼山編譯　200元
12. 樸克牌遊戲與贏牌秘訣　林振輝編譯　120元
13. 遊戲與餘興節目　廖松濤編著　100元

國家圖書館出版品預行編目資料

家庭式三大穴道療法／刑部忠和著，曾雪玫譯
－初版－臺北市，大展，民 87
面；21 公分－（家庭醫學保健；46）
譯自：家庭でできる三大ツボ療法
ISBN 957-557-873-3（平裝）
1. 經穴
413.912　　87012273

Originally published in Japan in 1997 by IE NO HIKARI ASSOCIATION.
Chinese translation rights arranged through TOHAN CORPORATION,TOKYO
And KEIO Cultural Enterprise CO., LTD

版權仲介：京王文化事業有限公司

家庭式三大穴道療法

ISBN 957-557-873-3

原著者／刑部忠和
編譯者／曾雪玫
發行人／蔡森明
出版者／大展出版社有限公司
社　址／台北市北投區（石牌）致遠一路 2 段 12 巷 1 號
電　話／(02) 28236031・28236033
傳　真／(02) 28272069
郵政劃撥／0166955—1
登記證／局版臺業字第 2171 號
承印者／國順圖書印刷公司
裝　訂／嶸興裝訂有限公司
排版者／千兵企業有限公司
電　話／(02) 28812643
初版 1 刷／1998 年（民 87 年）11 月

定　價／200 元

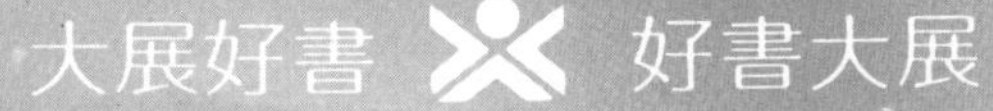
大展好書 好書大展